DE LA

SPLÉNOTOMIE

POUR TUMEURS DE LA RATE

PAR

Sylvain FOUBERT

DOCTEUR EN MÉDECINE DE LA FACULTÉ DE PARIS
MÉDECIN STAGIAIRE AU VAL-DE-GRACE

***

PARIS

LIBRAIRIE OLLIER-HENRY

13, Rue de l'École-de-Médecine, 13

—

1886

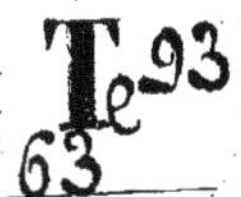

DE LA

SPLÉNOTOMIE

POUR TUMEURS DE LA RATE

PAR

Sylvain FOUBERT

DOCTEUR EN MÉDECINE DE LA FACULTÉ DE PARIS
MÉDECIN STAGIAIRE AU VAL-DE-GRACE

———

PARIS
LIBRAIRIE OLLIER-HENRY
13, Rue de l'École-de-Médecine, 13

—

1886

A LA MÉMOIRE DE MA MÈRE

A MON PÈRE

A TOUS CEUX QUE J'AIME

M. LE PROFESSEUR LANNELONGUE

Professeur de pathologie chirurgicale à la Faculté de médecine de Paris
Officier de la Légion d'honneur, chirurgien de l'hôpital Trousseau

A MES MAITRES DES HOPITAUX

INTRODUCTION

Nous nous proposons dans cette étude de la splénotomie pour tumeurs de la rate, d'examiner les causes d'insuccès auxquelles se sont heurtés les divers opérateurs. Nous n'aborderons pas la question des indications et contre-indications qui nous semble prématurée : les faits réunis sont encore trop peu nombreux pour que l'on puisse sur ce sujet formuler une opinion précise. D'ailleurs, signaler les écueils, n'est-ce pas un peu indiquer le bon chemin ?

Nous rechercherons seulement : quels ont été les résultats de la splénotomie chez l'homme ; quelles ont été les causes de ses succès et de ses insuccès ; enfin, quel en doit être le manuel opératoire.

Qu'il nous soit permis d'exprimer ici toute notre reconnaissance à M. le professeur Lannelongue pour l'honneur qu'il nous fait en acceptant la présidence de cette thèse.

Qu'il nous soit permis également d'adresser tous nos remerciements à M. le Dr Blum, qui a bien voulu nous guider de ses précieux conseils.

DE LA SPLÉNOTOMIE

POUR TUMEURS DE LA RATE

CHAPITRE I

L'EXTIRPATION DE LA RATE COMPROMET-ELLE L'EXISTENCE ?

Avant d'aborder l'étude de la splénotomie pour tumeurs de la rate, examinons brièvement les deux questions suivantes : l'existence est-elle compatible avec la privation de la rate ? L'ablation de cet organe peut-elle influer sur la durée de la vie ?

L'expérimentation sur les animaux et un nombre relativement considérable de splénotomies à la suite de lésions traumatiques de l'abdomen, chez l'homme, suivies de guérison, prouvent que l'existence est compatible avec la privation de la rate.

En 1549, Zaccarelli pratique l'extirpation de cet organe sur une jeune femme de 24 ans, pour une hypertrophie paludéenne ; la malade guérit. Quinze ans plus tard, Mathias, bien qu'ignorant du cas de Zaccarelli, enlève chez un jeune homme la rate herniée à travers une plaie de l'abdomen. Le malade, comme dans le cas de Zaccarelli, survit à l'opération, et six ans après on le trouve marié et père de famille.

Cependant, ces faits ne restent pas isolés et bientôt l'on peut compter un assez grand nombre de splénotomies faites à la suite de lésions traumatiques, qui toutes sont couronnées de succès. Telles sont les opérations de Clarkes (1673), de Hannœus (1698), de Ferrerius (1711), de Ferguson (1737), de Chelius (1743), de Donnel (1836), de Berthet de Gray (1844), de Schulz et Adelman (1855), de Bazille (1869), de Pietryzcki (1874), etc.

D'un autre côté, la physiologie apporte aussi ses preuves. De nombreuses splénotomies pratiquées par Assollant sous l'inspiration de Dupuytren, celles de Dalton, Colin, Flint, Legros, Vulpian, démontrent que les animaux dératés peuvent vivre plusieurs années privés de leur rate, et que cette opération n'entraîne pas des conséquences fâcheuses dans la suite. Dès 1669, Malpighi avait lié chez le chien les vaisseaux spléniques et montré que l'atrophie consécutive à la ligature ne met pas d'obstacle à la vie.

La rate peut donc être impunément enlevée sur l'homme aussi bien que sur les animaux, abstraction faite, bien entendu, des dangers inhérents à l'opération même. Mais en résulte-t-il des conséquences capables d'abréger l'existence? Le sang subit-il des modifications? On peut voir, en parcourant quelques-unes de nos observations, qu'il ne semble en aucun cas avoir éprouvé d'altération bien déterminée ni bien profonde, et qu'au contraire l'extirpation ramène l'état normal. C'est ainsi que neuf ans après la première splénotomie de M. Péan, M. Robin trouve chez la malade de l'habile chirurgien une proportion de 1 globule blanc sur 300 rouges, c'est-à-dire à peu de chose près la proportion normale ; les globulins, autrefois très nombreux, étaient revenus à leur chiffre habituel. De même du cas de Franzolini (obs. XXVII).

Du côté des organes lymphatiques, quelques auteurs notent une hypertrophie passagère des ganglions, et la considèrent comme un phénomène de compensation, de suppléance de la rate. Si l'on étudie le mode d'apparition de ces hypertrophies ganglionnaires, on voit qu'il s'agit, selon toute vraisemblance, d'adénites inflammatoires. En effet, dans les quelques cas signalés, l'engorgement apparaît peu d'heures après l'opération, et ne persiste pas, ce qui ne serait certainement pas s'il s'agissait d'une hypertrophie compensatrice des ganglions. D'ailleurs, cet engorgement n'est pas constant, de même que l'hypertrophie de la thyroïde, signalée par Crédé (obs. XXIX).

Il ne faut pas davantage tenir compte, selon nous, des opinions qui ont été émises sur l'extrême sensibilité nerveuse de quelques opérés, des malades de M. Péan et de Czerny, par exemple, impressionnabilité qui peut reconnaître un grand nombre de causes, et que la privation de rate ne saurait que difficilement expliquer. Il doit en être de même de la prétendue diminution des aptitudes génitales. Ce retentissement sur les organes mâles ou femelles est toujours passager, et les fonctions ne tardent pas à se rétablir entièrement. Du reste, comme l'impressionnabilité dont nous parlions il y a un instant, elle pourrait très bien reconnaître pour cause l'inquiétude du malade et son épuisement antérieur.

Nous ne rechercherons pas davantage quelles sont les altérations que subit la digestion sous l'influence de la splénotomie, et cela pour deux raisons : d'abord, ce sont là des faits de physiologie pure qu'il ne nous appartient pas de

discuter ; c'est à l'expérimentation à parler. Ensuite, il nous
semble de peu d'importance, en présence de la gravité des
symptômes qui peuvent amener le chirurgien à décider de
l'utilité d'une splénotomie, de savoir si, comme par exemple
dans le premier cas de M. Péan, la malade a une répugnance
très marquée pour les aliments gras ; si, comme dans le second cas de ce même chirurgien, la malade a du dégoût
pour la viande et le pain ; ou bien si, comme celle de Czerny,
elle ne peut souffrir le beurre et les pommes de terre. Nous
n'insisterons pas davantage.

Les opérés survivent-ils longtemps ? D'abord on sait que
les animaux vivent encore de longues années après qu'on
leur a enlevé la rate. Le Dr Crisp cite deux cas d'extirpation
de cet organe chez des chiens, dont le premier survécut six
ans, le second deux ans, sans avoir présenté aucun symp-
tôme morbide. Pour ce qui est de l'homme, il faut que nous
cherchions nos exemples dans les cas de splénotomie pour
traumatismes, car les cas heureux de splénotomie pour tumeurs sont trop rares, comme nous le verrons plus loin, et
nous n'avons que des renseignements insuffisants sur la
survie des malades opérés. Dans le cas de Mathias (de Col-
berg), l'opéré est encore vivant six ans plus tard, et père de
famille. Dans celui de Ferrerius, la malade, une femme de
30 ans, survit encore cinq ans. A l'autopsie on trouve une
hypertrophie du foie. Berthet de Gray opère en 1844 un
homme qui avait reçu un coup de couteau dans le flanc
gauche, et chez qui la rate était venue sortir à la plaie ;
treize ans et demi seulement après la splénotomie cet homme
meurt de pneumonie, sans avoir rien offert de particulier
pendant la vie. A l'autopsie on ne trouve qu'un vestige de la

rate, de la grosseur d'une noix, adhérent aux parties voisines, preuve irrécusable d'une ablation complète. Il paraît en être de même des malades de M. Péan, de Martin, de Czerny, de Franzolini, de Crédé, etc.

Nous pouvons donc établir ces conclusions préliminaires : que la privation de la rate est compatible avec la vie ; que son extirpation n'entraîne pas de modifications essentielles dans l'organisme ; enfin, que la survie est possible.

Abordons maintenant l'étude de la splénotomie pour tumeurs chez l'homme ; examinons les résultats qu'elle a donnés, cherchons les causes de ses insuccès, malheureusement trop fréquents, et celles de ses succès. Par la comparaison des unes et des autres, essayons de nous tracer une ligne de conduite. Enfin, voyons s'il n'existe pas quelques modifications à introduire dans le manuel opératoire qui puissent en favoriser la réussite.

CHAPITRE II

DIFFÉRENCE ENTRE LES RÉSULTATS FOURNIS PAR LA SPLÉ-
NOTOMIE POUR TUMEURS ET LA SPLÉNOTOMIE POUR LÉSIONS
TRAUMATIQUES.

Autant les résultats de la splénotomie pour traumatisme
de la rate semblent favorables et le pronostic de cette opération bénin, autant ceux de la splénotomie pour tumeurs de
cet organe sont peu encourageants.

M. le Dr Blum, dans les Archives générales de médecine (1),
a rassemblé 17 cas de splénotomie pour lésions traumatiques, et sur ces 17 cas, il n'y en a pas un seul où elle ait
été suivie de mort. Si l'on jette au contraire les yeux sur la
statistique publiée par Crédé dans les Archives de Langenbeck, et qui a trait aux splénotomies pour tumeurs de la
rate, on constate que sur 30 cas, il n'y a que 7 guérisons.
Aux 30 cas de Crédé, nous pouvons ajouter 7 cas nouveaux,
qui ne nous permettent d'ajouter que 3 guérisons à celles
que cet auteur nous a signalées, c'est-à-dire que la mortalité pour cette opération est de 73 pour 100, lorsqu'il s'agit

1. Arch. gén. de méd. 1883. p. 726.
2. Arch. de Langenbeck. 1883.

de tumeurs, tandis qu'elle est nulle, du moins pour les cas publiés, lorsqu'il s'agit de lésions traumatiques.

Il y a lieu de s'étonner de cette différence considérable entre les résultats donnés par deux opérations qui, l'une et l'autre, ont pour but l'extirpation d'un même organe, et l'on est forcément amené à en rechercher les causes.

Ces causes, selon nous, sont multiples. Dans le cas de traumatisme de la région splénique, lorsque l'organe vient faire saillie au dehors et ne peut plus être réduit dans l'abdomen, si le chirurgien se décide, ce qui d'ailleurs est la règle aujourd'hui, à réséquer une portion de l'organe, ou même à en faire l'ablation totale, il se trouve en présence d'une tumeur peu volumineuse, dont les vaisseaux ont leur calibre normal, tumeur nulle part adhérente, facile à extirper. D'autre part, l'état général du malade est bon; il n'existe aucune diathèse pouvant exercer une influence fâcheuse sur l'issue de l'opération. Pourquoi celle-ci serait-elle défavorable puisque, chez les animaux, dans les mêmes conditions, elle ne présente pas de danger.

Le chirurgien qui fait une splénotomie pour une tumeur de la rate est, au contraire, dans une situation bien différente. L'organe est hypertrophié, jusqu'à atteindre des dimention énormes ; ses vaisseaux participent à cet accroissement de volume considérable ; il existe entre la tumeur et la paroi abdominale, avec le diaphragme, avec les autres viscères, des adhérences souvent très fortes et ordinairement vasculaires, peu accessibles, et susceptibles de devenir, lorsqu'au cours de l'opération elles viennent à être rompues, la source d'hémorrhagie qu'il est difficile ou même impossible d'enrayer. Lorsqu'on se décide à l'opérer, le malade porte sa tumeur depuis longtemps ; il est œdématié, il a de l'ascite, ses urines sont albumineuses ; il a perdu l'appétit, ou bien ses digestions sont troublées ; son foie est pris, l'état général débilité ; en un mot, il est dans des conditions de moindre résistance au traumatisme chirurgical qu'il va subir. Le sang de son côté est plus ou moins profondément altéré ; la tendance à la coagulation est diminuée, les hémorrhagies secondaires se produisent avec la plus grande facilité et viennent constituer un dangereux et quelquefois insurmontable obstacle au succès de l'opération.

Il nous semble donc évident que si la splénotomie pour traumatismes n'a donné jusqu'à présent que de bons résultats, c'est que, dans ces cas, l'organe à extirper est sain ; que le patient est dans des conditions de résistance suffisante ; enfin, qu'il n'y a pas là les immenses difficultés opératoires que l'on rencontre dans les splénotomies pratiquées pour les tumeurs de la rate, où le volume de la tumeur, celui de ses vaisseaux, l'état général du malade, les altérations d'autres organes, foie, reins, etc., deviennent autant de causes d'insuccès.

CHAPITRE III

CAUSES D'INSUCCÈS DANS LA SPLÉNOTOMIE POUR TUMEURS.

Si l'on parcourt les observations de splénotomie que nous
avons réunies ici, on constate que la mort est attribuée par
les divers chirurgiens, tantôt à l'hémorrhagie, tantôt à la syncope et au collapsus, tantôt au shock traumatique, deux fois
à la septicémie. Mais si l'on réfléchit que l'hémorragie ne
devient mortelle que par la syncope et le collapsus qui la
suivent lorsqu'elle est ou assez abondante, ou assez prolongée pour compromettre les jours de l'opéré; que d'autre
part la syncope, dans tous les cas signalés, succède à une
perte de sang plus ou moins considérable, il devient évident
que l'hémorrhagie est la cause première, déterminante, des
insuccès de la splénotomie. Quant au shock traumatique
nous en trouvons quelques rares exemples. Dans un certain
nombre de cas il survient à la suite d'hémorrhagie, et doit
être assimilé à la syncope; dans quelques autres, il n'y a pas
eu perte de sang, mais la tumeur est volumineuse, très
vasculaire ; la pression sanguine, par le seul fait de l'extirpation, se trouve très diminuée ; la mort semble devoir être
véritablement imputée au shock. Deux fois, disons-nous, la
mort est due à la septicémie.

Hémorrhagie, shock, septicémie, sont autant de questions qui doivent attirer notre attention et dont nous allons maintenant aborder l'étude.

HÉMORRHAGIE

L'hémorragie, qui tient comme nous le disions tout à l'heure, le premier rang au point de vue de la mortalité chez les malades opérés pour tumeurs de la rate, seprésente dans les divers cas, avec des allures bien différentes. Dans quelques-uns elle se produit pendant l'opération même, subitement, par rupture ou par section involontaire de vaisseaux sanguins dont la ligature ne peut être faite avec assez de promptitude pour éviter au malade la perte d'une grande quantité de sang, la syncope et la mort qui la suit. D'autres fois l'opération s'est faite régulièrement, le malade va aussi bien que possible ; plusieurs heures se passent, la journée même est bonne ; puis tout à coup, à la suite d'un mouvement brusque, d'un effort de vomissements, par exemple, l'opéré tombe dans le collapsus et meurt. A l'autopsie on trouve qu'une ligature a glissé à la suite de l'effort fait par le malade. Du reste, rien du côté des autres ligatures.

D'autres fois l'opéré succombe aussitôt après la suture de la plaie abdominale. L'autopsie démontre qu'une branche artérielle n'a pas été liée et a amené une hémorrhagie considérable suivie de syncope mortelle. D'autres fois encore, l'opéré va s'affaiblissant de plus en plus ; il n'y a pas d'hémorrhagie externe. Y a-t-il hémorrhagie interne par l'un des mécanismes dont nous venons de parler ? Non, car à l'autopsie on trouve, toutes les ligatures en place; tous les vaisseaux ont été liés. Cependant il existe du sang dans la cavité péritonéale, et en examinant la face inférieure du diaphragme ou les viscères qui avoisinaient la tumeur, on constate la présence d'adhérences crispées formant un chevelu abondant, par lesquelles s'est faite l'hémorrhagie, hémorrhagie lente, mais continue et fatale.

Telles sont les formes qu'affecte l'hémorrhagie dans les opérations de splénotomie pour tumeurs de la rate. Si l'on prend comme base les résultats constatés à l'autopsie, elles peuvent être divisées en deux classes :

A. *Hémorrhagies par faute ou impuissance opératoire.*

B. *Hémorrhagies par suintement, ou diathésiques.*

Examinons maintenant chacune de ces deux variétés.

A. — *Hémorrhagies par faute ou impuissance opératoire.*

Des hémorrhagies graves peuvent se produire au moment de la formation du pédicule, l'un des temps les plus difficiles de la splénotomie. La brièveté des vaisseaux spléniques, leur augmentation de calibre, favorisent leur rupture, lorsque, la tumeur étant sortie de l'abdomen, le chirurgien essaie de la pédiculiser. Si, dans ce moment, il ne prend pas les plus grandes précautions, il s'expose à voir les vaisseaux donner une quantité de sang d'autant plus considérable que leur volume s'est accru avec celui de la tumeur. Dans l'observation IV, Spencer Wells éprouve de vives difficultés à ce temps de l'opération. Lors de l'incision du péritoine, une grosse artère, contenue dans un repli épiploïque légèrement adhérent entre la surface de la rate et le feuillet pariétal, est coupée en travers et amène une perte de sang assez abondante. Heureusement le chirurgien parvient à la lier ; mais au moment où il commence à tordre la rate sur elle-même afin de constituer le pédicule, la veine splénique se rompt et donne immédiatement du sang qui s'écoule hors de la cavité péritonéale. La malade ne succomba pas, il est vrai, à l'hémorrhagie ; mais, chez un sujet déjà très affaibli par les progrès du mal, une hémorrhagie même moins sérieuse ne pouvait avoir que de tristes conséquences.

M. Le Bec (Obs. XXXVII) éprouve aussi beaucoup de difficultés à établir son pédicule. Les vaisseaux sont très volumineux ; il existe de nombreuses et profondes adhérences de la rate avec l'hypochondre. N'osant pas exercer de tractions sur l'organe de peur d'en rompre le tissu, le chirurgien essaie de lier le pédicule peu à peu ; mais à peine une ligature double est-elle placée sur un des vaisseaux qui va à la rate, et sa section est-elle faite, qu'un flot de sang noir jaillit du bout splénique du vaisseau. En présence de cette hémorrhagie qu'il ne peut maîtriser, M. Le Bec, tout en comprimant de la main gauche le hile de l'organe, se hâte de décoller les adhérences qui l'arrêtent, et parvient enfin à lier le pédicule. Son malade, comme l'opérée de Sp. Wells, ne mourut pas de cette hémorrhagie ; mais sans la promptitude de l'intervention, il est à penser qu'elle eût, en peu d'instants, amené la mort de l'opéré.

Dans certains cas, l'hémorrhagie est le résultat d'une omission. Une ligature n'a pas été faite, ou bien le fil a glissé. Le malade ne tarde pas à succomber. En 1876,

Spencer Wells fait une nouvelle splénotomie ; sa malade, une femme de 27 ans (Obs. XIV) meurt presque aussitôt après l'opération par hémorrhagie primitive. A l'autopsie, on constate qu'un petit rameau de la splénique et un petit rameau de la pancréatique n'ont pas été liés. L'abdomen contenait du sang liquide mêlé de caillots ; l'excavation pelvienne tout entière était remplie de liquide sanguinolent. — Küchler (Obs. III) commet la même faute et son malade succombe deux heures après l'opération à une hémorrhagie produite par l'une des branches de l'artère splénique qui n'avait pas été liée.

Billroth opère, en 1877, (Obs. XV) une femme de 45 ans pour une énorme hypertrophie de la rate. Il trouve, comme Kœberlé, les vaisseaux spléniques très dilatés. Deux heures après l'opération se produit une hémorrhagie considérable à la suite d'efforts faits par la malade. A l'autopsie, on trouve une grande quantité de sang coagulé dans l'abdomen. Une ligature qui avait glissé ne put être retrouvée. De l'eau injectée dans l'artère splénique ressortit par la blessure.

Ces diverses observations nous présentent des exemples frappants d'hémorrhagie par faute ou tout au moins par impuissance opératoire. — Sp. Wells, en laissant sans les lier deux artères venues de la splénique et de la pancréatique, Küchler, en oubliant de lier une branche de la splénique, commettent des fautes opératoires graves. Dans le cas de Billroth, bien qu'on puisse, à la rigueur, accuser le chirurgien de n'avoir pas assuré la solidité de sa ligature, on peut en considérer le glissement comme un de ces accidents que l'opérateur ne peut guère éviter et qui peuvent se produire dans une foule de circonstances indépendantes de l'opération elle-même.

Dans l'observation XVIII, nous trouvons un fait un peu analogue : quelques instants après l'opération, le malade fait des efforts de vomissements, et par le tube à drainage qui avait été placé dans la cavité abdominale s'écoule un liquide sanguinolent. La mort survient peu de temps après. Ici, cependant, comme dans le cas de Watson, dont le malade mourut d'hémorrhagie pendant l'extirpation, il est difficile de préciser l'origine exacte de l'hémorrhagie.

Les hémorrhagies par faute ou impuissance opératoire tiennent donc, comme on le voit, une place importante dans la statistique des insuccès de la splénotomie pour tumeurs de la rate. Mais ces causes de mort pourraient être évitées et l'avenir de cette opération serait moins sombre, si les hémorrhagies par suintement, hémorrhagies diathésiques que nous allons étudier maintenant, ne venaient pas constituer à leur tour un puissant obstacle à son succès.

B. — *Hémorrhagies diathésiques ou par suintement.*

Les divers auteurs qui ont écrit sur la splénotomie signalent tous l'influence considérable de la leucocythémie sur la production des hémorrhagies dans cette opération. H. Collier, dans un tableau publié dans la *Lancet*, constate que lorsque la leucocythémie coïncide avec l'hypertrophie de la rate, en d'autres termes, lorsqu'il s'agit d'une hypertrophie leucocythémique, l'hémorrhagie est constante et le résultat fatal,

Gowers (1) attribue à la tendance aux hémorrhagies des leucocythémiques les insuccès de la splénotomie. M. Blum (2) déclare que la leucocythémie est une contre-indication opératoire absolue à cause de ses conséquences hémorrhagiques, et que d'autre part, il n'est pas plus rationnel d'extirper une rate leucémique que d'enlever des ganglions atteints d'adénopathie secondaire en respectant la tumeur qui leur a donné naissance. De son côté, M. Péan (3) considère la leucocythémie comme jouant un rôle considérable dans la production des hémorrhagies. Czerny, Billroth, Sp. Wells, Kœberlé, Terrier, tous les chirurgiens en un mot qui ont eu à opérer des rates hypertrophiées chez des leucémiques, donnent des conclusions analogues. Parcourons nos observations et nous verrons que c'est en effet à la leucémie qu'il faut imputer ces hémorrhagies par suintement dont nous trouvons tant d'exemples, hémorrhagies d'autant plus redoutables qu'elles reconnaissent pour cause, non plus comme tout à l'heure, une faute opératoire que l'on peut presque toujours éviter, mais une altération des éléments du sang.

A cette première cause d'hémorrhagie diathésique, il faut, selon nous, ajouter l'impaludisme, qui, lui aussi, amène des modifications du liquide sanguin, favorise la production des hémorrhagies et détermine chez ceux qu'il touche une susceptibilité excessive à l'égard du traumatisme, aussi bien accidentel que chirurgical. C'est là une source d'insuccès dans la splénotomie sur laquelle, croyons-nous, l'on n'a pas suffisamment insisté.

(1) Gowers. Reynold's syst. of med., 1883, vol. V, p. 204.
(2) Blum, Arch. gén. de méd., 1883, vol. I, p. 723,
(3) Pean, Tum. de l'abd,

Les cas dans lesquels l'impaludisme a joué ce rôle, sont, il est vrai, peu nombreux. L'hypertrophie paludéenne est abandonnée ordinairement au traitement médical, et sur nos trente-huit cas de splénotomie, nous n'en trouvons que trois où elle ait donné lieu à une intervention chirurgicale. Toutefois, nous y notons la même tendance hémorrhagique qu'avec la leucémie, tendance d'ailleurs signalée par les auteurs, et en particulier par M. le Dr Moriez (1) qui, suivant en cela les opinions de M. le Prof. Verneuil, a, dans sa thèse inaugurale, si bien établi l'influence du paludisme sur la production des hémorrhagies et la tendance à l'hémophilie.

Le 26 mai 1881, Chiarleoni (Obs. XXX) fait à la Casa di Salute, une splénotomie pour une hypertrophie paludéenne. Il rencontre de nombreuses adhérences entre le bord interne du foie, la rate et le diaphragme, et a beaucoup de peine à pratiquer les ligatures. Sa malade succombe à une hémorrhagie en nappe abondante.

Kœberlé (obs. XXXIV), trois ans plus tard, enlève aussi une rate hypertrophiée à la suite de fièvres intermittentes chez une femme de 46 ans, et constate également une tendance marquée à l'hémorrhagie. Volney Dorsay, dans les mêmes conditions, perd aussi son malade.

Dans le cas de Czerny, l'hypertrophie qui nécessite l'intervention chirurgicale paraît tenir aussi bien de l'impaludisme que de la leucémie, et il semble que nous y trouvions une combinaison de ces deux diathèses. Sa malade, à l'âge de 18 ans, a des fièvres intermittentes. Peu de temps après, elle s'amaigrit, perd ses forces, se cachectise. En même

_____

(1) Moriez, Th. de Paris.

temps se développe une énorme tumeur splénique qui paraît s'améliorer sous l'influence de la quinine et de l'acide salicylique : la tumeur qui mesurait 32 cent. de long sur 19 cent. de large au début du traitement, au bout d'un mois ne présente plus que 23 cent. de long sur 13 cent. de large. Deux mois plus tard survient une périsplénite aiguë ; puis se produisent des épistaxis violentes et répétées ; le sang s'altère. En février, on trouve 1 globe blanc pour 5 rouges ; en mars, 1 blanc pour 3 rouges ; en juin et en août, 1 blanc pour 4 rouges, avec un grand nombre de globulins. En un mot, la leucocythémie s'établit à son tour.

Le résultat, comme il était facile de le prévoir, devait être fatal ; les adhérences nombreuses qui unissaient la tumeur aux organes voisins saignèrent abondamment, et malgré tous les soins apportés à l'opération, et bien que tous les vaisseaux eussent été parfaitement liés, la malade succomba à l'hémorrhagie. Une injection d'eau, poussée dans l'artère splénique montra que toutes ses branches avaient été bien oblitérées par les ligatures ; mais à la surface des adhérences déchirées l'eau suinta abondamment.

L'existence des fièvres intermittentes ; l'hypertrophie progressive de la rate ; la cachexie qui la suit, sa régression partielle sous l'influence de la quinine et de l'acide salicylique, donnent à penser qu'il s'agit bien là d'une hypertrophie paludéenne, compliquée bientôt, il est vrai, de périsplénite et bientôt aussi de leucémie. Les épistaxis répétées, les modifications du sang ne laissent pas de doutes à cet égard. Aussi voyons-nous, sous cette double action, se faire une hémorrhagie en nappe qui emporte la malade.

Quant à la leucémie, son influence est encore plus appa-

rente. Mais par quel mécanisme amène-t-elle ces hémorrhagies lentes signalées dans nos observations et ce suintement par les adhérences. C'est là un point encore difficile
à élucider. M. le Prof. Jaccoud adopte une explication toute
mécanique. Pour lui, « un certain nombre de petits vaisseaux
sont oblitérés par l'accumulation des leucocytes, et dans les
rameaux perméables du même territoire vasculaire la pression augmente jusqu'à la rupture (1) » ; en un mot, par suite
de l'oblitération d'un certain nombre d'artérioles et de vei-
nules, le sang, sous l'impulsion constante du cœur, obligé
de circuler dans un territoire vasculaire plus restreint, ac-
quiert dans les parties voisines une tension considérable
qui favorise sa sortie par les capillaires et la production
d'hémorrhagies en nappe. Mais cette explication demande
à être complétée, et s'il n'existait pas de modifications importantes dans la coagulabilité du sang leucémique, l'éléva-
tion de pression seule ne suffirait pas à amener les hémorrhagies capillaires persistantes signalées par les auteurs.
Aussi la diminution de la fibrine, l'altération moléculaire de
cette substance (obs. Blache, Isambert et Robin 1855. (2)
— *Thèse d'Agrég.* Berger, 1875) ont-elles été successivement invoquées.

Quoiqu'il en soit, l'hémorrhagie, dans les cas de splénotomie pour hypertrophie leucémique de la rate est un fait
constant que nous retrouvons dans toutes nos observations.
La mort survient au bout d'un temps plus ou moins long,
mais toujours on constate à l'autopsie qu'il s'est fait un

(1) Jaccoud, Path. int., t. II, p. 841.
(2) Dechambre, Dict. Mot Leucocythémie, p. 296.

suintement au niveau des adhérences déchirées au moment de l'extirpation de l'organe ; en même temps il existe dans la cavité abdominale une quantité quelquefois très considérable de sang.

La malade de Kœberlé (obs. VII), âgée de 42 ans, est très amaigrie, très pâle ; son sang renferme 1/10 de globules blancs, c'est-à-dire qu'il existe une leucocythémie vraie, et non une leucocythose passagère ; il a bien la couleur du sang leucémique et sa coagulabilité est diminuée. Pendant l'opération, les moindres vaisseaux coulent en nappe ; le sang est diffluent et noir. Par les adhérences déchirées du diaphragme, il s'en écoule une grande quantité. En présence de l'impossibilité où il est de lier ces adhérences, M. Kœberlé les touche avec l'alcool, mais l'hémorrhagie continue, et la malade succombe quelques instants après l'opération sans avoir repris connaissance.

A l'autopsie on constata qu'en outre du sang perdu pendant l'opération (près de 3 kilogr.), il y en avait encore dans l'abdomen près d'un demi-litre. La face inférieure du diaphragme présentait un caillot volumineux et des débris des adhérences qui avaient été la source de l'hémorrhagie.

Bryant (obs. VIII), l'année suivante, opère à son tour une femme pour une hypertrophie leucémique ; il se produit encore, au niveau des adhérences de la tumeur, une hémorrhagie et la malade meurt quelques instants après l'opération par syncope.

De pareils cas abondent. Fuchs de Bihar (obs. XVII) constate chez son opérée, leucémique, une tendance marquée à l'hémorrhagie. Toutefois la leucémie était légère et il n'existait pas d'adhérences.

Billroth renouvelle sa première tentative dans les mêmes conditions (obs. XIX) et perd sa malade d'hémorrhagie.

Dans l'opération de Czerny (obs. XXVI) que nous avons déjà citée, en plus de l'impaludisme il existe une leucémie profonde et des altérations considérables du liquide sanguin ; pendant l'opération les adhérences saignent abondamment, et à l'autopsie on constate que c'est par elles que s'est faite l'hémorrhagie à laquelle succombe la malade.

Le malade de M. Blum (obs. XXXVII) présente une leucocythémie avancée. L'examen du sang pratiqué par M. le professeur Fournier montre qu'il y a 1 globule blanc sur 5 rouges. L'amaigrissement est rapide, des épistaxis se déclarent, la déperdition des forces s'accentue. La splénotomie est pratiquée le 25 août 1885. Des adhérences entre le péritoine diaphragmatique et le repli gastro-splénique, lâches, longues et très vasculaires sont étreintes dans un serre-nœud ; mais elles se rompent aux premiers tours, et donnent beaucoup de sang. Ce sont ces adhérences qui constituent l'écueil de l'opération, et provoquent l'hémorrhagie qui amène la mort du malade. A l'autopsie on voit un vaste épanchement séro-sanguinolent ; les adhérences sont nombreuses, imbibées de sang et entremêlées de caillots ; elles tapissent toute la partie gauche du diaphragme, sous la forme de lames, de bandes et de colonnettes longues de plusieurs centimètres, et se signalent par leur grande vascularité.

N'est-ce pas là encore un cas bien net d'hémorrhagie diathésique ?

Cependant, malgré la leucémie, Franzolini a pu mener à bien une splénotomie pratiquée pour une tumeur de la rate chez une jeune femme de 22 ans et dont le sang présentait cinq fois plus de globules blancs qu'à l'état normal. Il est vrai qu'il n'est pas question dans son observation (obs. XXVII) d'adhérence de la tumeur aux parties voisines ; et nous avons vu dans tous les cas précédents que c'est à leur présence qu'il faut imputer les difficultés de l'opération et la fréquence de l'hémorrhagie.

Malheureusement ce cas est unique dans la science ; il faut en attribuer le succès au petit volume de la tumeur, à l'absence d'adhérences, et surtout à ce que la leucémie n'était pas encore établie, selon toute apparence, d'une façon irrémédiable.

Cependant ce fait doit d'autant plus nous étonner que nous voyons une leucocythose légère amener chez la malade de M. Terrier (obs. XXXI) une tendance indiscutable à l'hémorrhagie, ecchymoses conjonctivales, épistaxis, suintement par les adhérences, ecchymoses sous-péritonéales. A l'autopsie on constata la présence d'une sérosité assez abondante dans le péritoine, et d'un vaste épanchement sanguin dans l'arrière cavité des épiploons.

En résumé, dans tous les cas qui précèdent nous voyons la mort amenée par l'hémorrhagie, hémorrhagie lente, en nappe, par suintement au niveau des adhérences. Dans ces observations, nous trouvons coïncidence, soit de l'impaludisme, soit de la leucémie, et de ces hémorrhagies dont l'origine, dès lors, doit être rapportée aux modifications du sang sous l'influence de ces deux diathèses ; et si les hémorrhagies par faute, ou impuissance opératoire, ont emporté bien des malades, c'est surtout aux hémorrhagies diathésiques qu'il faut attribuer le plus grand nombre des insuccès.

SHOCK TRAUMATIQUE, SEPTICÉMIE.

Il nous reste maintenant à dire quelques mots des autres causes qui, séparément, ou en coïncidence avec celles que nous venons d'examiner, ont dans certains cas provoqué la mort des opérés, causes que l'on pourrait appeler causes extrinsèques, étant donné qu'elles ne dépendent nullement de la splénotomie elle-même et peuvent se rencontrer dans toutes les opérations chirurgicales et en particulier dans celles qui se pratiquent sur l'abdomen. Tels sont le shock traumatique, la septicémie. Comme nous l'avons dit plus haut, à ces causes on ajoute ordinairement la syncope et le collapsus, mais nous avons rattaché ces deux états à l'hémorrhagie ; nous n'avons par conséquent plus à nous en occuper ici.

Le shock traumatique, décrit pour la première fois par Hunter et désigné plus tard par Dupuytren sous le nom de stupeur, ne répond à aucune lésion connue, et paraît être l'indice de troubles sérieux du côté des centres nerveux. D'après Fischer (1) il y aurait dans le shock paralysie de tout le système vaso-moteur. D'autres auteurs le placent sous la dépendance absolue du système ganglionnaire du grand sympathique, et expliquent les phénomènes du shock par la mise en jeu excessive de l'action modératrice exercée par le bulbe sur le cœur par l'intermédiaire des nerfs vagues (2). Il semble que nous trouvions ici une justification de cette

(1) Fischer.Ueben den shock, Samml. Klin. Vortrage R. Volkmann, 1870.
(2) Blum. Arch. gén. de Méd. 1876.

manière de voir. Le voisinage du plexus solaire et en particulier du plexus cœliaque qui enlace le tronc vasculaire du même nom, ses rapports intimes avec la rate, rendent possible sa lésion pendant la splénotomie et par suite peuvent donner lieu aux accidents du shock traumatique. Mais à la lésion nerveuse locale qui est le point de départ du réflexe inhibitoire, dont le résultat est d'arrêter les mouvements du cœur, il faut, croyons-nous, ajouter l'action dépressive exercée sur les centres nerveux bulbaires par la soustraction brusque d'une grande quantité de sang, soit par hémorrhagie, soit par suite de la grande vascularité des tumeurs enlevées. Le volume de la tumeur joue donc aussi un certain rôle dans la production du shok traumatique. Dans le cas de Watson, (obs. XI) la mort est attribuée au shock : la tumeur pèse 6 kilogr.

Fuchs de Bihar enlève une rate de 5790 gr. (obs. XVII) chez une femme de 40 ans ; il n'y a pas d'adhérences, la perte de sang est insignifiante. Cependant la malade meurt 18 heures après l'opération. Malgré la température restée stationnaire à 40°5, fait exceptionnel dans le cas de shock traumatique, la petitesse et la fréquence du pouls, les vomissements qui ne tardent pas à se produire, le refroidissement graduel des extrémités permettent d'imputer au shock la mort de l'opérée. Pollack, à propos de cette splénotomie, émit l'idée que l'ablation d'une rate aussi prodigieusement hypertrophiée doit produire nécessairement dans les fonctions du cœur et des centres nerveux qu'ils règlent, dans le système circulatoire tout entier, dans la circulation de la veine porte des modifications de pression, de rhythme, de tension telles que la vie du malade devient le prix des troubles nombreux apportés dans l'économie générale par l'opération.

La malade de Kœberlé (obs. XXXIV) succombe après avoir présenté un état convulsif prononcé. L'augmentation de la pression sanguine constatée au cours même de l'opération, l'épuisement nerveux résultant de l'hémorrhagie abondante qui se produisit pendant la splénotomie, le volume de la tumeur, tout contribua à amener la mort, mort que l'on peut en l'absence de lésions constatée à l'autopsie, mettre sur le compte du shock traumatique.

Le manque de lésions dans le shock rendent dans ce cas la détermination exacte des causes de la mort bien difficile, d'autant plus qu'ordinairement il y a eu des hémorrhagies graves, le traumatique chirurgical a été considérable ; les malades sont affaiblis depuis longtemps ; la leucémie ou l'impaludisme sont venus encore compliquer la situation. Dès lors, il devient presque impossible de faire la part de chacun de ces éléments d'insuccès, qui séparément suffisent pour rendre le résultat fatal, et qui, combinés, ne permettent pas au chirurgien d'établir d'une façon précise celui d'entre eux qui a prédominé.

Il n'en est pas de même de la septicémie ; ses caractères sont suffisamment tranchés pour que l'on puisse les retrouver dans les observations.

Dans le 1ᵉʳ cas de Sp. Wells, (obs. IV) douze heures après l'opération, le pouls monte à 100. La malade est agitée et éprouve des vomissements ; le 2ᵉ jour, le poul monte à 112 ; il y a de la fièvre. Le 3ᵉ, l'opérée ressent deux violents frissons; le pouls atteint 120-130. Malgré une amélioration passagère des jours suivants la malade succombe le 7ᵉ jour (1).

____

(1) Sp. Wells. Diagn. et trait. des tum. abd. p. 338.

La seconde splénotomie du même chirurgien a le même résultat funeste (obs. IX). Aussitôt après l'opération, la malade a de fréquents vomissements ; le second jour les matières vomies prouvent l'apparence du marc de café, l'abdomen est tendu et tympanitique. A partir du troisième jour les forces diminuent rapidement et la mort survient au bout de 70 heures (2).

Ce sont là des cas malheureux, et l'on peut penser, avec Sp. Wells, qu'avec les précautions antiseptiques usitées de nos jours, les opérées eussent eu grandes chances de survivre.

L'hémorrhagie, le shock traumatique, la septicémie, telles sont les causes de la mort dans les opérations de splénotomie que nous avons rassemblés ici. Nous avons vu que la syncope et le collapsus doivent être rattachés à la première ; que le shock semble reconnaître pour causes la lésion du sympathique d'une part, de l'autre les modifications apportées dans la pression sanguine par l'ablation elle-même. Quant à la septicémie, nous n'avons pas cru devoir insister longuement, d'abord parce que c'est un accident indépendant de la splénotomie elle-même ; ensuite parce qu'avec l'antisepsie, cette complication ne peut plus être bien redoutable. Il ne nous reste maintenant que quelques mots à dire de plusieurs circonstances qui ont exercé sur le résultat de l'opération une influence manifeste : état général des malades, volume et nature de la tumeur, époque de l'intervention, altérations organiques accompagnant l'hypertrophie splénique, insuffisance de l'outillage chirurgical.

(1) Ibid. p. 339.

Etat général. — Nous ne reviendrons pas sur l'importance de la leucocythémie et de l'impaludisme dans la splénotomie. Nous ne voulons parler ici que des conditions générales dans lesquelles se trouvent les malades au moment de
l'opération, conditions ordinairement mauvaises, et qui in-
fluent sur le résultat final. Dans la plupart de nos observations, nous trouvons des malades débilités, cachectisés. Ce
sont ordinairement des femmes. Le sang est profondément
modifié, soit par la leucémie, soit par l'impaludisme ; il existe
un état d'anémie profonde, des troubles de la menstruation
(obs. de Pean) ; les tissus ont une teinte pâle, grisâtre. Dans
quelques cas les urines sont albumineuses (obs. de Kœberlé).
La fièvre hectique s'empare du malade (obs. de Kœberlé).
L'ascite (obs. de Billroth, d'Arnison), l'œdème des extrémités (obs. de Czerny, de Langley Browne), par suite de la
compression de gros vaisseaux par la tumeur ; la perte de
l'appétit, les troubles de la digestion (obs. de Czerny), les
insomnies (obs. de Terrier), contribuent pour leur part à
augmenter les chances d'insuccès. Dans un cas de Kœberlé
(obs. XXIV), le malade présentait un triple épanchement
pleural, péricardique et péritonéal, en même temps que de
l'œdème des extrémités.

Volume et nature de la tumeur. — Le poids de la tumeur
n'est pas indifférent non plus au succès de l'opération. Presque toutes les rates extirpées sont très volumineuses.

Dans les cas de Quittenbaum	(obs. II)	la tumeur pèse	2^k500^{gr}.
— Sp. Wells	(obs. IV)	—	3.150
— Kœberlé	(obs. VII)	—	6.750
— Bryant	(obs. VIII)	—	4.650
— Sp. Wells	(obs. IX)	—	5.500

Dans les cas de Watson   (obs. XI) la tumeur pèse 6^{kil}.

     —   Sp. Well.   (obs. XIV)   —   5.500

     —   Langley Browne (obs. XVI)   —   8.400

     —   Fuchs   (obs. XVII)   —   5.790

     —   Billroth   (obs. XIX)   —   5.280

     —   Geissel   (obs. XX)   —   4.500

     —   Terrier   (obs. XXXI)   — 6^{kil}.

     —   Blum   (obs. XXXVI)   —   3.750

Toutefois, si l'ablation de tumeurs aussi volumineuses donne à l'opération une gravité exceptionnelle, il ne faut pas y attacher trop d'importance. Fréquemment les chirurgiens ont à extirper des tumeurs ovariennes d'un poids supérieur et n'ont point d'accidents. La nature de la tumeur joue un rôle bien plus important. Aussi voyons-nous la splénotomie pour hypertrophie spléniques d'origine leucémique ou paludique échouer constamment. Au contraire, lorsqu'il s'agit d'hypertrophie non leucémique, de kystes de la rate, de rates mobiles, les résultats obtenus sont bons.

Dans le premier cas de M. Péan (Obs. VI) la malade est atteinte d'un kyste de la rate, le sang est normal. Dix jours après l'opération elle descend au jardin et est en pleine convalescence. Le second succès de M. Péan reconnait encore pour cause l'absence de leucémie (Obs. XIII). L'organe, d'ailleurs peu volumineux, ne pesait que 1125 gr. Il n'existait pas d'adhérences.

Martin (Obs. XXI) enlève chez une jeune femme une rate mobile. Il n'y avait ni leucémie, ni adhérences. La malade guérit, et trois semaines après l'opération, se livre à ses travaux habituels.

Czerny (Obs. XXII) l'année suivante pratique la splénotomie pour une hypertrophie simple de la rate. L'absence de leucémie et d'adhérences explique le succès de l'opération.

Crédé (Obs. XXIX) enlève aussi avec succès une rate kystique, d'ailleurs peu volumineuse : (1720 gr.).

En 1884, Billroth extirpe une rate hypertrophiée. Il n'y a pas de leucocythémie (Obs. XXXII). Comme la malade de Crédé, l'opérée de Billroth survit. La même année, Knowsley Thornton (Obs. XXXIII) pour un kyste de la rate obtient le même résultat. Il en est de même d'Albert (Obs. XXXV).

Dans tous ces cas heureux, il faut noter l'absence de diathèse hémorrhagique. Un seul fait exception, c'est celui de Franzolini que nous avons cité plus haut. Malgré un état leucémique avancé sa malade guérit de l'opération, grâce sans doute à l'absence d'adhérences et au peu de volume de la tumeur.

Epoque de l'intervention. — Presque toujours l'intervention est tardive, et nous venons de le voir, l'état général des malades est mauvais. Les désordres apportés dans l'organisme par l'affection splénique varient nécessairement avec l'âge de la maladie, surtout lorsque la tumeur est d'origine leucémique. C'est là un fait indiscutable, et nous n'insisterons pas davantage sur l'utilité qu'il y aurait eu peut-être à opérer plus tôt.

Altérations organiques concomitantes. — Il y a qu'à jeter les yeux sur nos diverses observations pour en trouver de nombreux exemples. Les lésions hépatiques, pulmonaires, rénales ; les épanchements pleuraux, péricardiques ou abdominaux sont fréquents. Dans l'observation de Le Bec le foie est atteint de cirrhose atrophique avancée.

Insuffisance de l'outillage chirurgical. — Le danger prin-

cipal de la splénotomie étant l'hémorrhagie, l'outillage chirurgical doit être compté comme jouant un grand rôle dans
l'opération. Il faut évidemment reconnaître que dans un certain nombre de cas le chirurgien eût pu, avec un outillage
plus parfait, parer à ces hémorrhagies par les adhérences ou
par les vaisseaux qui ont déterminé la mort des malades.

CHAPITRE IV

DES CONDITIONS QUI PEUVENT INFLUER FAVORABLEMENT
SUR LE SUCCÈS DE L'OPÉRATION.

Maintenant que nous avons passé en revue les principales causes d'insuccès de la splénotomie, voyons quelles sont les conditions dans lesquelles doit se placer le chirurgien, de manière à mettre de son côté le plus grand nombre de chances de réussite possible. Nous passerons ensuite au manuel opératoire lui-même.

La leucémie étant le principal obstacle au succès de l'opération, il importe de bien s'assurer de son existence et de ne pas la confondre avec les leucocythoses passagères qui peuvent donner le change à un observateur superficiel. Comme le dit M. le professeur Jaccoud (1), « on ne prendra pas pour une leucocythémie cette augmentation légère des éléments blancs qui appartient aux diverses leucocythoses symptomatiques ; le diagnostic n'est autorisé que par les proportions », c'est-à-dire la présence, dans les cas légers, d'un globule blanc pour 12 à 19 rouges, et quand l'altération devient plus profonde, de 1 à 6, à 4, à 2, de 2 à 3 (2).

(1) Jaccoud, Path. int., 1871, p. 842.
(2) Ibid., p. 838.

C'est par un examen répété pendant un temps plus ou moins prolongé que l'on arrivera à poser le diagnostic exact de la leucocythémie. La proportion des leucocytes devra être notée avec soin, car plus la leucémie sera profonde, plus grandes seront les chances d'hémorrhagie. Il faudra examiner attentivement le degré de coagulabilité du sang. Dans un certain nombre de cas de leucémie, en effet, le sang se coagule comme à l'état normal, et il est probable qu'il doit en être ainsi aux débuts de cette affection. L'intervention, dans ces conditions pourrait n'être pas fatale. Plus tard, au lieu de caillots, le sang ne constitue plus qu'une masse analogue à de la gelée de groseilles et de plus en plus diffluente. L'hémorrhagie est pour ainsi dire inévitable.

Il faudrait, autant que possible, s'assurer de la présence ou de l'absence des adhérences. Malheureusement, c'est là une constatation bien difficile ; mais comme c'est par elles que se fait le plus souvent l'hémorrhagie, il est à présumer qu'une intervention un peu hâtive, en conjurant les accidents résultant de la leucémie, permettrait aussi d'en négliger la présence. C'est d'ailleurs un peu ce que nous constatons dans le cas de Franzolini.

S'il importe d'opérer de bonne heure lorsqu'il y a leucémie, il doit en être de même lorsqu'elle fait défaut, mais pour des raisons différentes. Les troubles qu'amène la présence de la tumeur déterminent de la part du malade un état de moindre résistance et des désordres généraux dont nous avons vu de nombreux exemples. Dans ces cas, si le traitement médical est resté infructueux, si la tumeur continue à s'accroître, si l'intervention chirurgicale est décidée, il ne faut pas hésiter, et toutes choses bien pesées et bien examinées, s'empresser d'opérer au plus vite.

Toutefois, dans un cas où il n'y avait pas de leucémie, Billroth (Obs. XXXII) a pu enlever avec succès une rate dont l'hypertrophie datait de 7 ans.

Le volume de la tumeur est-il trop considérable, à moins de circonstances particulières, à moins que l'état général du malade ne soit satisfaisant et qu'il n'y ait pas de leucémie, il vaudra mieux renoncer à l'opération. M. Péan (1) déclare qu'au-dessus de 3 ou 4 kilogs, l'abstention est indiquée, et ceci, croyons-nous, avec raison. En effet, s'il s'agit d'une hypertrophie leucémique, l'état général est trop débilité, les altérations du sang sont devenues alors trop profondes, sa coagulabilité est trop diminuée pour que l'on puisse beaucoup espérer dans l'opération et l'entreprendre sans grandes chances d'hémorrhagie. On aura de plus à craindre l'accident qui parfois succède à l'enlèvement des tumeurs volumineuses de l'abdomen, accident à redouter alors même qu'il s'agit d'une hypertrophie simple, le shock.

La tumeur est-elle due à un kyste de la rate, ou bien le chirurgien est-il en présence d'une rate mobile ou simplement hypertrophiée, l'absence de leucémie, l'absence d'impaludisme rendront l'opération moins dangereuse, pourvu toutefois que l'état du malade soit jusqu'à un certain point satisfaisant et que la tumeur ne soit pas trop volumineuse.

(1) Péan *Tum. de l'abd.* — 1883.

CHAPITRE V

L'intervention décidée, quel sera le manuel opératoire à suivre.

M. Péan décrit quatre temps. — Dans lepremier il fait l'incision des parois abdominales, couches par couches en respectant l'anneau ombilical, et au moyen de pinces hémostatiques fait l'hémostase des vaisseaux cutanés divisés. Aussitôt arrivé au péritoine pariétal, il s'arrête et ne l'ouvre qu'après que toutes les précautions destinées à parer à l'hémorrhagie ont été bien prises, et de nombreuses pinces préparées.

Dans un deuxième temps, la tumeur est attirée au dehors, tandis que des serviettes chauffées recouvrent les lèvres de la plaie et empêchent les anses intestinales de sortir de l'abdomen. Si l'épiploon adhère à la tumeur, on procède immédiatement à l'extraction de celle-ci, sans autrement s'en préoccuper. La tumeur sortie de l'abdomen, on détache les adhérences qui le retiennent encore. S'il n'adhère pas à la surface de la rate, on le refoule dans l'hypochondre où il est maintenu en place au moyen de serviettes chaudes. Les doigts engagés sous la tumeur vont décoller les adhérences, et aussitôt des pinces sont placées sur les vaisseaux qui donnent.

Le troisième temps est consacré à la ligature du pédicule, qui n'est sectionné qu'après avoir reçu plusieurs fils, et avec le cautère tranchant.

Enfin, dans le quatrième temps le chirurgien fait la toilette du péritoine et s'occupe de rentrer ou de fixer le pédicule à la plaie abdominale.

Examinons chacun des temps de l'opération.

L'incision peut être faite sur la ligne médiane ou le long du muscle droit, comme l'ont fait Küchler, Sp. Wells, Bryant. Suivant Czerny (1) l'incision sur la ligne médiane, de l'appendice xiphoïde au pubis est préférable et donne plus de jour. Si d'ailleurs cette incision était encore insuffisante, on pourrait pratiquer perpendiculairement une seconde incision plus ou moins longue, se dirigeant d'avant en arrière dans le sens des côtes et destinée à donner encore plus de lumière. Ici en effet elle est indispensable ; les adhérences sont quelquefois très abondantes, très vasculaires ; il faut que l'hémostase de leurs vaisseaux soit irréprochable, hémostase d'autant plus difficile qu'ils donnent du sang aussi bien du côté de la rate que du côté du diaphragme ou des autres organes voisins.

L'incision abdominale faite, le péritoine sera incisé sur la sonde cannelée avec le bistouri ou bien sectionné avec des ciseaux. S'il se présente le foie ou des anses intestinales à la plaie, on les maintient en place, comme l'a fait M. Péan, avec des serviettes chaudes.

La tumeur aussitôt découverte, le chirurgien va à la re-

(1) Wiener, Méd Wochensch. 1879, n° 13.

cherche des adhérences. Si elles sont petites et peu vasculaires, elles sont détachées simplement avec la main ; si elles
sont longues et très vasculaires, elles sont étreintes dans un
serre-nœud. Faudrait-il, comme le veut Czerny (1) dans ce
cas, refermer l'abdomen sans pratiquer l'extirpation. C'est
évidemment là une conduite fort sage. Mais elle n'est excu-
cusable qu'en cas d'insuffisance d'outillage spécial. Les
pinces courbes qu'a fait construire M. Blum parent à cet in-
convénient, pinces doubles, parallèles, mais séparées au
niveau des mors par une rainure profonde, formant un tout
unique au moment de l'introduction et du placement sur les
adhérences, mais qui, celles-ci une fois sectionnées avec le
bistouri passé dans la rainure, se décomposent en deux
pinces hémostatiques distinctes qui restent, l'une du côté
du péritoine, l'autre du côté de la rate et permettent la ligature. — Une série de pinces ainsi construites faciliterait sin-
gulièrement l'hémostase définitive.

Les adhérences une fois détachées ou surtout saisies avec
les pinces hémostatiques spéciales dont nous venons de
parler, puis sectionnées, le chirurgien procède à l'extraction
de la tumeur. A ce moment, il faut redoubler de précaution,
car les veines du pédicule souvent très minces peuvent se
rompre (2) et donner une hémorrhagie sérieuse. D'ailleurs
des pinces à mors larges et plats doivent être préparées
d'avance pour éviter les accidents de cet ordre.

Aussitôt que la tumeur est sortie de l'abdomen, il faut lier
le pédicule. Cette ligature a été faite avec la soie phéniquée

(1) Wien. Med. Wochenschrift. n° 13, 1879.
(2) Czerny, loc. cit. 1879, n° 13.

ou bien au fil de fer, comme dans le premier cas de M. Péan.
Czerny fait remarquer que la soie phéniquée est préférable
à tout autre lien, mais surtout qu'il ne faut en aucun cas
employer l'écraseur à cause de la fragilité parfois très
grande des vaisseaux spléniques.

Que l'on adopte l'un ou l'autre de ces deux modes de ligature, elle devra être autant que possible double ou triple
et très fortement serrée. Si l'on craignait son glissement,
on pourrait, soit comme le veut Billroth, comprendre une
petite partie de la queue du pancréas dans la ligature, soit,
comme l'indique Martin, laisser un fragment de rate, ou
bien encore placer en arrière de la ligature une épingle an-
glaise fixée dans le bout libre du pédicule, et destinée à
faire obstacle si elle venait à céder. Franzolini lie l'artère
et la veine séparément en deux points et sectionne entre les
deux ligatures.

Il faut alors, le pédicule bien lié, le sectionner.
Dans son premier cas, M. Péan met sur le pédicule quatre ligatures métalliques, puis, pour éviter tout risque
d'hémorrhagie extirpe les parties restantes par leur destruction successive au moyen de la cautérisation au fer
rouge, après les avoir étreintes dans un clamp spécial des-
tiné à obtenir des eschares linéaires. Dans le deuxième cas
du même chirurgien, le pédicule est sectionné avec l'instru-
ment tranchant. Pas plus que la première fois, il ne se produit d'hémorrhagie. Toutefois, le premier procédé semble
être plus sûr.

Aussitôt après la section, le pédicule est rentré dans l'abdomen ou fixé entre les lèvres de la plaie ; le chirurgien
fait les ligatures nécessaires, et lorsqu'il s'est bien rendu

compte qu'il n'existe plus aucun suintement inquiétant, il procède à la toilette du péritoine ; puis les parois abdominales sont rapprochées par quelques points de suture profonde et un nombre variable de points de suture superficielle. Enfin, l'on applique le pansement.

Nous n'insisterons pas sur la nécessité de faire cette opération dans une chambre soigneusement désinfectée, chauffée à une température toujours égale et voisine de celle où est placé le lit de l'opéré. Ici, plus encore que dans tout autre, l'antisepsie, l'examen approfondi des conditions de l'intervention, la plus scrupuleuse attention à l'exécution, la perfection de l'outillage chirurgical, peuvent décider de la réussite ou de l'insuccès.

CHAPITRE VI

CONCLUSIONS

Il ne nous reste plus maintenant qu'à résumer en quelques lignes cette étude encore bien incomplète et bien imparfaite de la splénotomie.

Voici quelles seront nos conclusions :

1° Les animaux et l'homme lui-même continuent à vivre après l'extirpation de la rate. La privation de cet organe n'exerce aucune influence sur la durée de l'existence.

2° Si l'on s'en rapporte aux cas qui ont été publiés, on constate une grande différence entre les résultats de la splénotomie pour lésions traumatiques et ceux de la splénotomie pour tumeurs.

3° Cette différence en faveur de la première paraît due à l'absence d'état général et au peu de volume de l'organe extirpé.

4° La cause principale de la mort, dans la seconde, est l'hémorrhagie.

5° L'hémorrhagie à laquelle succombent les opérés est due dans quelques cas à une faute opératoire. Dans le plus grand nombre elle est liée à l'existence d'une diathèse, impaludisme ou leucocythémie, et se fait surtout par les adhérences déchirées au cours de l'opération.

6° Le diagnostic de la leucémie est de la plus haute importance. C'est lui qui doit éclairer le chirurgien ; car toutes les fois que l'hypertrophie est symptomatique de cette affection, l'hémorrhagie est constante et le résultat fatal. Dans les cas contraires, lorsque l'hypertrophie est simple et ne s'accompagne pas d'altérations du sang, lorsqu'il s'agit de rates mobiles ou kystiques, les résultats sont favorables.

7° Malgré la tendance indiscutable des leucémiques aux hémorrhagies et ses tristes conséquences, on peut penser qu'une intervention dès le début de la maladie, aidée d'un outillage chirurgical spécial, rendrait peut-être possible l'opération, pourvu toutefois que la tumeur ne fut pas trop volumineuse.

8° La septicémie et le shock traumatique qui ont amené la mort de quelques opérés ne doivent pas être considérés comme propres à la splénotomie et doivent être laissés de côté.

9° Le nombre des splénotomies faites jusqu'à ce jour n'est pas suffisant, les conditions dans lesquelles elles ont été pratiquées ont été trop mauvaises pour que l'on puisse tenter d'en établir les indications. La seule chose que l'on puisse dire c'est que l'absence de leucémie est une circonstance éminemment favorable, et que dans tous les cas où elle a fait défaut, l'opération a été couronnée de succès.

OBSERVATION I.

*Cas de Zaccarelli et Fioravanti. Extirpation de la rate. Guérison.
— (Fioravanti : del tesoro della vita humana. Lib. II, Cap. 8.)*

Une femme de 24 ans, à la suite d'une fièvre quarte, portait
une rate très volumineuse. Membres inférieurs œdématiés et ulcé-
rés. Beaucoup de médecins consultés avaient conseillé d'enlever
la rate. Le mari s'adressa à Fioravanti. Celui-ci propose l'opération à Zaccarelli, vieux chirurgien napolitain qui consent, à la con-
dition que Fioravanti l'assiste.

En 1549, l'opération fut ainsi pratiquée : on incise en avant de
la rate ; on isole l'organe de ses vaisseaux et de ses moyens
d'union ; on l'enlève en entier ; la plaie est fermée par des sutures.
On laisse toutefois une petite ouverture (spiracolo) pour l'écoule-
ment des liquides. — Guérison en 24 jours. — La rate pesait 32
onces italiennes, soit 1340 gr.

OBSERVATION II.

*Cas de Quittenbaum. — Splénotomie, mort six heures après l'opé-
ration. — (Commentatio de splenis hypertrophiâ et historia extirpa-
tionis splenis hypertrophici. Rostock, 1636).*

Femme de 22 ans, mariée depuis quinze mois, régulièrement
menstruée avant son mariage, dont la santé n'avait jamais laissé
à désirer, mais qui, sous l'influence du froid, avait ressenti une
douleur dans le côté gauche. — Les règles se suppriment, et pendant 9 mois le ventre augmente progressivement de volume. Elle
croyait être enceinte, mais voyant que le terme passait sans qu'elle
accouchât, elle va trouver Quittenbaum, qui diagnostique une hypertrophie de la rate, une ascite et un œdème des jambes consécutifs à l'hypertrophie de la rate. Il se décide à enlever l'organe.

Incision sur la ligne médiane, de 10 pouces de long, s'étendant depuis l'appendice xiphoïde jusqu'à 3 travers de doigt au-dessus de la symphyse : issue de 9 litres de liquide ascitique. La rate tout à fait libre d'adhérences, est enlevée après qu'on eût appliqué sur les vaisseaux une ligature de soie. — Pas d'hémorrhagie ; les intestins qui étaient sortis de l'abdomen pendant l'opération, sont remis en place après qu'on les eût oints d'huile chaude. Réunion de la plaie par des sutures.

La malade vécut 6 heures. La rate enlevée pesait 5 livres. — A l'autopsie on s'aperçut que la ligature comprenait, avec les vaisseaux, la queue du pancréas. — Cirrhose atrophique du foie.

OBSERVATION III.

Cas de Küchler. Mort deux heures après l'opération. (Extirpation eines Milztumars ; Darmstadt, 1855).

Le docteur Küchler pratiqua l'extirpation d'une rate hypertrophiée chez un homme de 36 ans, qui avait eu, 14 ans auparavant, des fièvres intermittentes. — Incision de 12 centimètres commençant au-dessous des côtes et suivant le bord externe du muscle grand droit gauche. — L'opération se fit sans difficultés ; on lia de nombreux vaisseaux ; le liquide contenu dans la cavité péritonéale fut évacué ; on ferma la plaie au moyen de sutures ; mais le malade succomba, deux heures après l'opération, à une hémorrhagie produite par une des branches de l'artère splénique qui n'avait pas été liée.

La rate enlevée pesait 1500 gr. A l'autopsie, on trouva du sang dans la cavité pelvienne et une cirrhose atrophique du foie.

OBSERVATION IV.

Premier cas de M. Spencer Wells. Mort six jours après. Gaz. hebd. n° 28, p. 439. Juillet 1866. Médical Times, janvier 1866, p. 2.

Femme de 34 ans, mère de 3 enfants; pas de maladie antérieure; a perdu un frère et deux sœurs par phthisie. A la fin de
1864, commence à éprouver des malaises et de la faiblesse; en
avril 1865, l'abdomen commence à se développer, d'abord sous
les fausses côtes gauches, puis la tumeur se propage en bas et à
droite. En octobre, M. S. Wells, reconnaît que la rate remonte
jusqu'à la septième côte, et qu'on peut la trouver au devant de
l'utérus par le toucher vaginal. Du côté droit, elle s'étendait jusqu'à trois pouces de la crête iliaque. — Après divers traitements
médicaux tentés sans succès, la rate augmentant rapidement de
volume, le docteur Jenner consulté fut d'avis que la malade ne
pouvait guérir que par une opération. Le sang renfermait une
quantité un peu plus considérable de globules blancs. — Pas autrement spécifié dans l'observation.

L'opération fut résolue et pratiquée le 20 nov. 1865 par M. S.
Wells, en présence des docteurs Bowen, Ritchie et Wright.

Incision le long du bord externe du muscle droit de l'abdomen
gauche, s'étendant à cinq pouces au-dessus et deux pouces au-
dessous de l'ombilic. Ligature de deux artères avant d'inciser le
péritoine. En incisant celui-ci, une grosse artère, contenue dans
un repli épiploïque légèrement adhérent entre la surface de la rate
et le feuillet pariétal, fut coupée en travers. On la lie; l'épiploon
est détaché, la rate entraînée à travers la plaie. A ce moment,
l'opérateur commence à tordre la rate sur elle-même, afin de for-
mer une masse de son pédicule. Mais la veine splénique se rom-
pit et donna immédiatement du sang qui s'écoula hors de la cavité péritonéale; tous les vaisseaux furent saisis dans un clamp
et la rate enlevée. Deux artères et une veine furent liées séparément. Le reste du paquet vasculaire fut lié en deux faisceaux.
Une partie de la queue du pancréas, du volume du pouce, fut liée
en même temps que la rate. La plaie abdominale fut réunie au
moyen de fils de soie. Auparavant toutes les ligatures du pédicule furent coupées au ras, et celui-ci fut réduit dans le ventre.

La rate pesait lors de son extirpation 6 livres 5 onces (3150 gr).
Longueur 11 pouces; largeur 8; épaisseur de 3 à 4.

La malade alla assez bien jusqu'au cinquième jour, tout en présentant les signes d'une extrême faiblesse. Le sixième, la faiblesse s'accrut très rapidement, et la malade succomba dans la nuit. A l'autopsie, pas de péritonite, l'abdomen renfermait de la sérosité épanchée ; mais il n'y avait de rougeur et de lymphe plastique qu'au niveau de la plaie. — Aucune trace d'abcès métastatique ni d'infection purulente.

OBSERVATION V.

Premier cas de Bryant. — Ablation de la rate pour l'hypertrophie de cet organe. — Leucocythémie. — (Guy's Hospital Reports, t. XI, 1867. — British aud foreign Med. Surg. Review. Janvier 1867.)

Le sujet de cette observation est un jeune homme de 20 ans, ayant vécu dans un pays à malaria, mais n'ayant jamais eu de fièvres intermittentes. — Tumeur splénique remontant à 6 mois. Après un examen soigneux on trouve que la rate est le seul organe malade et que les symptômes présentés doivent être rapportés à l'hypertrophie dont elle est le siège. La tumeur remplit tout le côté gauche de la cavité abdominale. — Une petite quantité de sang destinée à l'examen, extraite du bras par une piqure, montre que les corpuscules blancs sont plus nombreux que les rouges. Tout traitement médical ayant échoué, on propose, après lui en avoir toutefois expliqué la gravité, l'extirpation au malade qui accepte aussitôt. — Incision sur la ligne médiane, et pédicule divisé en deux portions qui sont liées séparément. — Quelques légères adhérences seulement. Ablation facile, sans aucune perte de sang. — Mort après une heure d'hémorrhagie secondaire, dont il fut impossible de découvrir la source. La rate hypertrophiée pesait 2.000 gr.

OBSERVATION VI.

*Premier Cas de M. Péan. — Kyste séreux uniloculaire développé
dans l'épaisseur de la rate. — Splénotomie. — Guérison. (Union médicale, nov. 1867. — Ovariotomie et splénotomie. Péan. in-8, 1869.
Tumeur de l'abd. 1883, p. 1049). — Résumée.*

Mademoiselle Adèle Cercily, pensionnaire de l'orphelinat de
St-Mandé, âgée de 20 ans, d'une constitution assez robuste,
d'un tempérament lymphatique (Plusieurs de ses frères et sœurs
ont éprouvé des accidents assez graves, déterminés par le lym-
phatisme héréditaire). Santé satisfaisante jusqu'à l'apparition des
premiers symptômes qui se manifestent, deux ans avant qu'elle
ne vît M. Péan, par une augmention de volume de la région hypogastrique, accompagnée de douleurs vives dans cette partie.

Ces douleurs qui n'étaient pas franchement intermittentes, et
qui siégeaient surtout dans la fosse iliaque droite, ayant résisté à
tous les traitements médicaux, elle consulte M. Péan, le 30 août,
qui constate un état d'anémie profonde, de la dysménorrhée ; pas
d'œdème.

Ventre augmenté de volume au niveau de l'hypogastre,
et présentant à ce niveau une saillie considérable. Circonférence abdominale mesurant un mètre dix centimètres.

Fluctuation sur la ligne médiane et à droite. — Consistance
rappelant celle des fibromes. Matité absolue sur toute la surface de la tumeur ; — perception du flot très nette dans une
grande partie de son étendue ; sonorité évidente sur tout son
pourtour à l'épigastre, à l'hypogastre et surtout dans la région
lombaire.

Tumeur complètement dépourvue de mobilité.— Hymen intact.
— Utérus normal.

La consistance plus solide de la tumeur à gauche et en bas,
donne à supposer qu'elle s'est développée dans l'ovaire gauche et

la douleur que détermine de ce côté le toucher vaginal fait craindre l'existence d'assez nombreuses adhérences.

Le 6 septembre 1867, M. Péan pratique l'opération au couvent des sœurs Augustines de la rue de la Santé.

Incision sur la ligne médiane, de l'ombilic au pubis. La partie abdominale, assez épaisse, est divisée par couches successives ; quatre ligatures sont posées sur les vaisseaux intéressés. Le péritoine est ouvert sur la sonde cannelée. Pas de liquide dans sa cavité.

Les bords de l'incision écartés, la face antérieure de la tumeur apparaît recouverte de l'épiploon qui ne peut être éloigné à cause des adhérences contractées avec la tumeur.— Ponction au travers de l'épiploon. Issue de trois litres d'un liquide épais, visqueux, brun jaunâtre.

La tumeur ayant diminué de volume, la main de l'opérateur est introduite dans la cavité péritonéale. — Les adhérences de l'épiploon avec le bassin et la tumeur sont successivement détruites sans qu'il y ait d'hémorrhagie succeptible de nécessiter l'application de ligatures.

M. Péan constate alors que la tumeur est absolument indépendante de l'ovaire et des organes contenus dans le bassin. — Rien du côté du mésentère ni du côté des reins.

L'incision est agrandie et prolongée, sur le côté gauche jusqu'à quatre travers de doigt au-dessus de l'ombilic. — La partie du kyste constituant la poche évacuée par la ponction peut alors être amenée dans l'angle supérieur de la plaie.— Une incision est pratiquée dans la partie la plus amincie de cette poche, et permet de l'attirer au dehors en même temps qu'elle donne issue au liquide qu'elle contenait encore.

Le chirurgien constate alors qu'il est en présence d'un kyste uniloculaire développé dans l'épaisseur de la rate hypertrophiée. — Il lie successivement les diverses branches de l'artère splénique, de manière à circonscrire et à isoler la portion de la rate qui portait le kyste. — Une veine volumineuse qui partageait en arrière la surface de la tumeur est liée le plus près possible de son embranchement dans la veine splénique. La partie inférieure de la tumeur est réséquée, sans hémorrhagie.

La partie supérieure, constituée par le tiers environ de la rate hypertrophiée étant dès lors devenue accessible, quelques adhérences intestinales et épiploïques sont détachées, sans qu'il se produise d'hémorrhagie sérieuse. — M. Péan se décide à pratiquer l'extirpation de cette dernière portion de la rate.

Quatre ligatures métalliques sont soigneusement placées sur l'épiploon gastro-splénique, devant, suivant toute vraisemblance, comprendre tous les vaisseaux et éloigner tout risque d'hémorrhagie. Cependant, pour être mieux à l'abri de ce danger immédiat, M. Péan ne procède à l'extirpation des portions restantes que par leur destruction successive au moyen de la cautérisation au fer rouge, après les avoir étreintes dans un clamp spécial et conçu en vue d'obtenir par l'étranglement des tissus des eschares linéaires. — Ces cautérisations successives atteignent les limites les plus élevées du parenchyme splénique placé au-dessous des ligatures, si bien qu'ils en intéressent les dernières parties et qu'il ne reste aucun vestige du tissu de la rate.

Les quatre fils métalliques sont alors coupés ras, et laissés dans la cavité de l'abdomen.

Toilette du péritoine qui est soigneusement épongé, après nettoyage des anses intestinales.

La plaie est ensuite fermée, et pour avoir une occlusion complète, deux ligatures sont placées dans les parois abdominales, à une assez grande distance des lèvres de l'incision, et intéressant le péritoine pariétal. — Cinq sutures entortillées achèvent de fermer les points qui se trouvent béants entre ces ligatures.

Au total, pas d'hémorrhagie pendant l'opération qui avait duré plus de deux heures ; — insensibilité parfaite de la malade. Ivresse chloroformique complète.

Pendant la journée et la nuit qui suivirent l'opération, il n'y eut pas de fièvre. Le pouls était à 80°. La respiration était redevenue libre.

La malade ne se plaignit que de malaise, et eut quelques vomissements déterminés par l'action du chloroforme. — Bouillon froid et boissons stimulantes. — Le lendemain, encore quelques vomissements et un peu de douleur du côté de l'hypochondre gauche. Toutefois, le ventre resta insensible à la pression, et n'offrit aucune apparence de météorisme. — Pouls, 90°.

Le troisième jour, plus de vomissements, abdomen souple.

Le cinquième jour les fils métalliques sont retirés et remplacés par une suture sèche collodionnée.

Le dixième jour, la malade descend au jardin et entre en pleine convalescence.

Opération pratiquée en présence de MM. les docteurs Blin, Blanchard, Galligo (de Florence), Kœberlé (de Strasbourg) et Nélaton. Poids de la tumeur, 1140 gr.

OBSERVATION VII

Premier cas de M. Kœberlé. — Hypertrophie de la rate. — Adhérences, ablation complète. — Mort. (Gazd. Heb. 25 oct. 1867). — Péan. Tum. de l'abd. t. I, p. 1057. Résumée.

Madame M...., de Westhoffen (Bas-Rhin), âgée de 42 ans. — Constitution forte. Bien portante jusqu'en 1864, où, à l'occasion d'une bronchite, on constate un état insolite du ventre. — Hypertrophie de la rate. — Urines très mousseuses. — Pas [d'impaludisme; rien du côté des antécédents héréditaires.

Menstruation régulière jusqu'en mars 1866; à partir de cette époque, augmentation de volume de la rate qui s'accompagne de suppression des règles. En septembre réapparition des règles qui diminuent progressivement, jusqu'au mois d'avril 1867. Depuis, aménorrhée complète.

En même temps, ascite considérable ayant donné lieu à une hernie ombilicale. En 1866, le ventre mesure 1 m. 45 de circonférence. Puis, l'ascite disparaît presque entièrement et le ventre mesure 1 m. 12. Mais la rate a augmenté de volume. Elle s'est accrue en un an, de 10 centimètres.

Sa longueur est de 45 centimètres ; son bord antérieur est sinueux ; l'hypertrophie semble porter sur la totalité de l'organe. Pas d'adhérences à la paroi abdominale. Impossible de constater s'il en existe avec le diaphragme. A l'auscultation, pas de bruits vasculaires, si ce n'est au voisinage des vaisseaux.

Etat général relativement bon, quoique la malade soit très amaigrie, d'un teint pâle, grisâtre, et que le sang renferme environ 1/10 de globules blancs. Le sang a une couleur brunâtre, analogue à du tissu splénique réduit en bouillie et se coagule faiblement. Les urines contiennent une petite quantité d'albumine. — Peu d'ascite ; pas d'œdème des jambes. La malade n'a jamais éprouvé de douleurs abdominales violentes, si ce n'est une fois en travaillant aux champs, à la suite d'une contusion de la rate. Le ventre est resté sensible plusieurs jours à la suite de cet accident, avec quelques douleurs vives, passagères, dans la rate, par fréquents accès. Les autres organes sont sains ; — symptômes de compression de l'intestin par la masse hypertrophiée.

Iodure de potassium pendant 2 mois sans amélioration notable. Le chlorure de sodium prescrit, amène une recrudescence dans l'accroissement de volume de la rate. En 1866, M. Kœberlé propose l'opération, qui néanmoins est différée jusqu'en 1867.

En présence du volume énorme de la tumeur splénique qui paraissait être due à une simple hypertrophie, de son accroissement rapide, incessant, de l'intégrité des autres organes, des complications survenues successivement, de la détérioration progressive de la constitution, de l'inutilité des médications internes, l'extirpation semble être l'unique moyen de salut.

Opération le 21 septembre 1867, en présence de MM. les professeurs Schutzenberger et Sédillot, les agrégés Hecht et Herrgott, les docteurs A. Ehrmann, J. Ehrmann.... etc.

Incision sur la ligne médiane, dans une longueur de 20 cent., à partir du tiers moyen de l'espace compris entre l'appendice xiphoïde et l'ombilic, ligature des vaisseaux de la rate échelonnés dans une étendue de 25 centimètres. Le calibre de ces vaisseaux était énorme. Grande difficulté pour attirer au dehors l'extrémité supérieure de la rate, à cause de ses adhérences au diaphragme, et de la brièveté de l'épiploon gastro-splénique. La rate put enfin être détachée. Il s'en écoula plus de deux litres de sang ; les moindres vaisseaux, notamment ceux de l'incision abdominale continuaient à couler en nappe. Ce sang était peu coagulable, noir. Les adhérences déchirées du diaphragme fournissaient du sang en nappe, en grande quantité. Il n'y avait pas à songer à lier, les vaisseaux étant trop nombreux. M. Kœberlé toucha les surfaces saignantes avec l'alcool, ce qui diminua l'hémorrhagie sans l'arrêter. Ce que voyant, il repousse les viscères contre les surfaces saignantes, comprime celles-ci par leur moyen, et se hâte de refermer le ventre après avoir coupé les ligatures du pédicule au ras, et réduit celui-ci dans l'abdomen.

L'opération avait duré une heure et demie. La quantité de sang perdue est évaluée à 3 kilogr. La malade succomba quelques instants après l'opération terminée, sans avoir repris connaissance.

A l'autopsie, on trouva encore un épanchement d'environ 500 gr. de sang dans la région de la rate. Le foie était hypertrophié et pesait 3 kilogr. Il présentait quelques adhérences, bien que son tissu fût d'ailleurs normal. Rien à noter pour les autres viscères. La face inférieure du diaphragme présentait un caillot assez volumineux et des débris des adhérences qui avaient été la source de l'hémorrhagie.

Rate très hypertrophiée. Poids : 6,750 gr. Son aspect et sa consistance n'offrent rien de particulier. Epaississement de la capsule ; vestiges d'adhérences avec des vaisseaux assez grêles. L'artère splénique avait été liée à 1 centim. avant sa division.

A l'état vide, elle avait une largeur de huit millim. Un centimètre de l'extrémité du pancréas avait été compris dans la ligature.

OBSERVATION VIII

*Deuxième cas de Th. Bryant. — Extirpation d'une rate leucémique.
— Mort. — Londres, nov. 1868.*

Femme de 40 ans. Le début remontait à deux ans. L'incision
fut faite comme dans le premier cas du chirurgien ; une hémorrhagie se fit au niveau des adhérences de la tumeur. Suture. Mort
quinze minutes après l'opération par syncope. La tumeur pesait
4,650 gr.

OBSERVATION IX

*Deuxième cas de Sp. Wells. — Splénotomie. — Mort. (Sp. Wells.
Diagn. et trait. des tum. abd. 1886, p. 339).*

Il s'agissait d'une dame mariée, de 42 ans, qui avait remarqué
la présence d'une petite tumeur vingt ans auparavant, sans retentissement sur la santé générale jusqu'en 1870. En 1873, la malade
se décida à subir l'opération plutôt que de continuer à mener une
vie devenue insupportable.

La malade n'avait jamais eu de fièvres intermittentes, mais on
n'examina pas le sang. La tumeur pesait 7 kil. 5, immédiatement
après l'excision, et 5 kil. 5 après que tout le sang se fut écoulé.

Vomissements et agitation après l'opération ; transpiration abondante ; les matières vomies avaient l'aspect du marc de café et
l'abdomen était tympanitique. A partir du troisième jour, diminution des forces et mort au bout de soixante-dix heures par péritonite.

OBSERVATION X

*Cas d'Urbinato de Césana. — Rate hypertrophiée et mobile. — Splé-
notomie. — Mort.*

Incision de 18 centimètres faite sur la ligne médiane. Ligature
métallique placée sur le pédicule. Réunion de la plaie par 5 points
de suture profonds et 7 points superficiels.

Mort trois jours après l'opération, par péritonite. Poids de la
tumeur, 1,300 gr.

OBSERVATION XI

*Cas de Watson. — Hypertrophie de la rate. — Leucocythémie. —
Splénotomie. — Mort.*

Homme leucocythémique, malade depuis 2 ans. — Incision
sur la ligne médiane deux pouces au-dessus et au-dessous de l'ombilic. — Difficultés lors de la ligature des vaisseaux. — Mort par
hémorrhagie ou shock pendant l'opération. — Pas d'autopsie. —
Poids de la tumeur : 6 kilogr.

OBSERVATION XII

*Deuxième cas de M. Kœberlé. — Kyste hydatique de la rate. —
Splénotomie ; — Mort. (Mém. de la Société médicale de Strasbourg.
Tome X, 1873).*

Il s'agit d'une femme de 27 ans, portant une tumeur dans la région de la rate. Le début de cette tumeur remontait à quatre ans.
Elle s'était développée progressivement, et en était arrivée à occuper tout l'abdomen et une grande partie de la cavité thoraci-
que. Fluctuation obscure, mais positive. Pas de leucémie. Le

diamètre de la tumeur étaient 0,29 cent. et 0,24 cent. — Une ponction capillaire fut faite et donna quatre litres de liquide dépourvu d'albumine, et qui ne contenait ni traces de membranes, ni crochets.

Par suite la malade fut prise de fièvre hectique. C'est ce qui paraît avoir décidé M. Kœberlé à tenter la splénotomie. Durant l'opération, le chirurgien recueillit quatre litres de liquide verdâtre contenant des échinocoques. Il put s'assurer que le kyste s'était développé dans le centre de la rate, et il ajoute que la tumeur avait contracté des adhérences avec tous les organes abdominaux.

La malade succomba dix-sept heures après l'opération.

OBSERVATION XIII

Deuxieme cas de M. Péan. Hypertrophie de la rate ; pas d'adhérences ; ablation complète ; pédicule fixé à l'angle supérieur de la plaie. — Gaz. des hôpitaux, n° 84. 1879. — Guérison.

Mme D..., boulevard d'Italie à Paris, 24 ans, assez bien constituée, pas de trace de scrofule, peau pâle, mate, un peu grisâtre, teinte ictérique de conjonctives, un peu de bouffissure de la face : mariée à 17 ans avant d'être réglée : quatre accouchements, deux à terme : les enfants morts peu après, un à 7 mois, l'enfant n'a pas vécu ; une fausse couche de 4 mois. N'a vu que huit fois ses règles en sept ans.

Le début, mal déterminé a été reconnu pour la première fois il y a dix-huit mois. Depuis, développement rapide. Il s'est traduit d'abord par une pesanteur dans l'hypochondre gauche, puis par des douleurs vives, revenant par crises avec paroxysmes. Appétit diminué, vomissements au moindre effort, obligation de garder le lit, toux quinteuse, hématémèses, perte des forces, vomissements de plus en plus fréquents, douleurs atroces, cauchemars affreux.

Lors d'un premier examen, en février 1876, la tumeur remplissait presque toute la cavité abdominale ; ferme, dure, charnue, mobile, partant de l'hypochondre gauche pour descendre dans l'excavation pelvienne et envoyant un prolongement dans la fosse iliaque droite. Pas d'ascite.

En avril, deuxième examen.

La surface antérieure de la tumeur est entièrement convexe, sans sillons ni dépressions, sans bosselures ni divisions sur les bords. Sa forme est celle d'un ellipsoïde dont l'une des deux extrémités émerge de l'hypochondre gauche, l'autre venant s'appliquer sur la fosse iliaque droite. Par en bas, la tumeur plonge dans l'excavation pelvienne ; la peau ne présente point de vascularisation. La tumeur est toujours ferme et charnue ; nulle part de fluctuation, la paroi abdominale partout mobile à la surface, pas de bords tranchants reconnaissables au palper ; pas d'ascite. •

Le toucher vaginal montre que l'utérus est normal et indépendant, que les culs-de-sac ne le sont pas, et il est très difficile d'atteindre la tumeur avec le doigt. Rien dans la région, ni à droite, ni à gauche.

A cette époque la malade ne vient pas demander si une opération peut être utile ; elle supplie de la pratiquer. Son mari lui-même déclare qu'elle est disposée à se suicider, pour se soustraire à ses souffrances.

Sur les instances de MM. les docteurs Rouhier et Petit, se fondant sur l'état général de Mme D..., sur les douleurs qu'elle endure, sur la marche rapide de la tumeur, et sur ce fait que d'autres chirurgiens, croyant à un kyste de l'ovaire, étaient sur le point de l'opérer, l'opération est décidée, et pratiquée le 25 avril, dans la maison des sœurs Augustines, n° 29, rue de la Santé. Incision sur la ligne blanche depuis 8 centimètres au-dessus du pubis. Les vaisseaux divisés sont saisis avec des pinces. — Incision correspondante du péritoine, et pinces sur les vaisseaux ouverts. La tumeur apparaît, entièrement coiffée par l'épiploon ; celui-ci, relevé de bas en haut est refoulé à droite de la tumeur sous l'hypochondre droit ; on s'oppose à son issue, ainsi qu'à celle des intestins, en le contenant avec une série d'éponges et de serviettes chauffées. La tumeur se montre alors avec une couleur d'un rouge violacé qui ne permet plus de douter qu'il ne s'agisse de la rate. Saisie à son extrémité inférieure, soulevée sur les doigts, elle est ensuite engagée de champ entre les lèvres de la plaie. Ce dégagement se fait graduellement. Lorsqu'il est complet, la rate malaxée repose sur le dos des mains des aides qui maintiennent les parois ; l'épiploon et les intestins les recouvrent entièrement. Aucun organe ne s'est échappé du ventre avec la rate. L'épiploon gastro-splénique a environ 0,15 centimètres de large au milieu du hile. Il contient des vaisseaux sanguins et lymphatiques énormes, notamment une veine splénique du volume de l'index.

M. Péan jette alors une ligature en masse avec un fort fil métallique sur l'épiploon gastro-splénique, apportant tous ses soins à respecter le pancréas. Cette ligature convenablement serrée, une couronne d'éponges est disposée autour du pédicule puis d'un seul coup le chirurgien excise la rate au niveau du hile en la renversant vivement au-dehors. Près d'un litre de sang s'échappe en un gros jet des cellules spléniques, mais rien ne tombe dans le ventre. A part cela, la malade n'avait pas perdu 30 gr. de sang pendant l'opération.

Pas d'adhérences, pas d'ascite ; autres organes sains ; les éponges sont retirées, le grand épiploon est étendu en avant des intestins, puis le ventre est refermé, et le pédicule fixé entre les lèvres de la plaie à la partie supérieure. — Le sang de tous les vaisseaux était noir. (Durée : une heure et demie.)

Examen de la tumeur. — Vidée de sang, elle pèse 1125 gr. ; diamètre longitudinal, 22 centimètres ; transversal, 12 centimètres ; longueur de la face convexe, 27 centimètres. Réduite de moitié dans ses dimensions, par suite de l'issue du sang. Hypertrophie générale portant sur le parenchyme ; capsule non hypertrophiée ; consistance charnue, ferme comme du foie, partout égale, non friable.

Suite. — Bonne chaleur des extrémités ; facies excellent ; réveil dix minutes après avoir été reportée dans son lit ; souffre peu ;

soif ; très peu de fièvre ; appétit très vif dès le troisième jour.
A cette même époque, pouls de 80 à 100 ; urines rouges contenant des g'obules sanguins ; commencent à diminuer le quatrième jour et disparaissent complètement les jours suivants. Un
vomissement bilieux le neuvième jour (dû à un écart de régime
qui ne se reproduisit pas). Le 2 mai, chute du pédicule. Une suture sèche, collodionnée, avait été établie dès le deuxième jour.
Le 6 mai, la dernière épingle est retirée. A la place qu'elle occu-
pait, un petit abcès dans la paroi abdominale. La malade est
toujours très-gaie ; elle sent ses forces revenir assez rapidement.
Le 13 mai elle se lève pour la première fois ; à partir de ce moment, elle se lève chaque jour. Elle quitte la maison de santé le
22 mai pour rentrer chez elle complètement guérie.

OBSERVATION XIV.

*Troisième cas de Spencer Wells. — Wien. méd. Wochensch.,
1879, n° 17.*

Femme de 27 ans, opérée en 1876. Rate de 11 livres. Mort peu
de temps après l'opération par hémorrhagie primitive.

Les vaisseaux avaient été liés avec des fils de soie. On avait
omis de lier un petit rameau de la splénique et un petit rameau
de la pancréatique, qui saignèrent après la suture de la paroi,
bien qu'avant l'hémorrhagie eut paru entièrement arrêtée. Caillot
volumineux derrière le ligament gastro-splénique.

OBSERVATION XV

*Premier cas de Billroth. — Hypertrophie de la rate.— Splénotomie.
— Mort. — Wiener. Med. Wochens. 1877, n° 5. — Medical Times. — Avril 1877. Page 373. —Résumée).*

Mme C... A..., agée de 45 ans, entre à la Clinique le 20 janvier 1877. Bonne constitution. Plusieurs enfants. N'a jamais eu de fièvres intermittentes. Depuis deux ans, a constaté la présence d'une tumeur dans le flanc gauche dont le volume s'est progressivement accru.

Dès lors est devenue de plus en plus faible. Enorme hypertrophie de la rate ; augmentation du volume du foie. Un peu d'ascite. Leucémie profonde : un globule blanc pour cinq globules rouges. Appétit satisfaisant. Pouls à 60. Opération le 27 janvier.

Incision abdominale allant de dix centimètres au-dessus à dix centimètres au-dessous de l'ombilic. Ligature au catgut des petits vaisseaux divisés. Une certaine quantité de liquide s'échappe du péritoine, en même temps que viennent se présenter à la plaie abdominale le bord interne de la rate hypertrophiée et une portion du bord inférieur du foie. L'épiploon et les intestins sont maintenus en place au moyen de larges éponges chaudes.

La tumeur, nulle part adhérente, est attirée doucement au dehors. Le ligament gastro-splénique, les vaisseaux spléniques très dilatés sont liés en six endroits. Pas de sang au moment de l'excision. Les derniers restes de liquide ascitique sont épongés et deux longs tubes à drainage sont établis. Durée de l'opération : trois quarts d'heure.

Deux heures après. hémorrhagie survenue à la suite d'efforts faits par le malade. Mort quatre heures et demie après l'opération.

Autopsie. — Grande quantité de sang coagulé dans l'abdomen. Une des ligatures qui avait glissé ne peut être retrouvée. De l'eau injectée dans l'artère splénique ressort par la blessure.

OBSERVATION XVI.

Cas de H. L. Browne. — Hypertrophie rapide de la rate. — Extirpation. — Mort. — (Lancet sept. 1877, p. 310). — Résumée.

Edmond W.., âgé de 20 ans. Bonne santé habituelle. Six mois

avant l'opération, enflure de la jambe gauche qui le force d'interrompre son travail et de garder le lit. En même temps, augmentation du volume du ventre, s'accroissant progressivement. Pas de fièvre ni d'accidents d'impaludisme. Ne se souvient pas d'avoir reçu de coups dans le côté. Plusieurs voyages en Amérique sans avoir éprouvé le mal de mer. Pas d'antécédents syphilitiques, ni personnels ni héréditaires. Les deux jambes sont œdématiées, l'abdomen mat à la percussion, dans toute son étendue, excepté du côté droit qui est légèrement sonore lorsque le malade se couche sur le flanc gauche. Cœur déplacé, battements faibles, mais rien d'anormal. Respiration pénible, poumons sains. Pas d'albuminurie. Sensation de flot à travers les parois abdominales. Sous l'influence du traitement médical institué, l'anasarque et l'épanchement diminuent en quelques jours. On constate alors la présence d'une tumeur solide occupant la plus grande partie de l'abdomen, et présentant une scissure profonde.

Traitement par l'iodure de potassium, la quinine, les onctions iodurées. Amélioration sensible dans l'état général. Le volume de la tumeur reste le même. Mais bientôt on constate qu'elle s'accroît d'une manière sensible. Douleurs intenses.

Splénotomie le 23 février. Pas d'adhérences. Absence presque complète de pédicule. Quatre grosses artères qui se présentent au moment où la rate sort de l'abdomen reçoivent successivement une double ligature, ainsi que leurs veines, et sont sectionnées. Pas d'hémorrhagie. Mort subite cinq heures après l'opération.

Poids de la tumeur, 8,400 gr.

OBSERVATION XVII.

Cas de Fuchs de Bihar, 1877. — *Tumeur dn la rate. — Intoxication paludéenne. — Leucémie légère. — Splénotomie. — Mort. —* (*Schmidt's Jarbuch.* 1878, *p.* 159). — *Résumée.*

Femme de 40 ans. Enorme tumeur de la rate, nulle part adhérente. Circonférence abdominale : 94 centimètres. Rien du côté des autres organes. Grande faiblesse empêchant tout travail. La malade réclame l'intervention chirurgicale. Opération le 18 mars 1877, entourée de toutes les précautions antiseptiques indiquées.

Incision le long de la ligne blanche. Légère hémorrhagie par les vaisseaux divisés, facilement arrêtée. Ouverture du péritoine. Pas d'adhérences. Vaisseaux volumineux. Section du pédicule qui, après sérieux examen est rentré dans l'abdomen. Toilette de la cavité péritonéale. Suture et pansement. Durée de l'opération : 1 h. 45. Perte de sang insignifiante. Injection d'éther, et champagne pour relever l'état général de la malade, qui est dans un état de faiblesse inquiétant. Quatre heures après, la température monte à 40,5 et reste stationnaire. P. 112.

Sueurs abondantes, soif intense, vomissements fréquents. Pouls à peine perceptible.

Refroidissement graduel des extrémités. Mort dix-huit heures après l'opération.

Autopsie. — Dans la cavité péritonéale, environ 3 à 4 gr. de sérosité sanguinolente. Pas de péritonite. Estomac et intestins énormément distendus. Foie graisseux. Bronchite chronique. Epanchement de sérosité dans le péricarde. Caillot grisâtre dans le ventricule gauche. Poids de la rate extirpée : 5,790 gr. Longueur : 49 cent., largeur, 39 cent., épaisseur, 15 cent.

OBSERVATION XVIII

Cas de Simmons de Sacramento. Juin 1877. — Rate leucémique. Lancet. Avril 1878, Résumée. Pac. Med. and surg. Journal. dec. 1877. Page 517.

Le malade, en observation depuis trois ans, a suivi tous les traitements médicaux sans en avoir tiré aucune amélioration.

Splénotomie au mois de juin 1877. — Incision de la paroi abdominale sur la ligne blanche, de quatre pouces au-dessus à quatre pouces au-dessous de l'ombilic. — Un peu de liquide dans la cavité abdominale. Quelques adhérences récentes avec l'intestin sont detachées avec soin. Les vaisseaux sont liés. Des adhérences avec le diaphragme sont une cause assez sérieuse de difficultés. — Le pédicule et l'épiploon gastro-splénique qui renferment de larges vaisseaux sont liés. — L'ablation de l'organe se fait ensuite facilement, sans pénétration de sang dans l'abdomen. — Le liquide ascitique est soigneusement épongé et un tube à drainage ayant été introduit dans la partie inférieure de la plaie abdominale, l'incision est fermée par plusieurs points de suture, et le pansement appliqué. — Le malade éprouve bientôt des vomissements et par le tube à drainage s'échappe un liquide sanguinolent. Mort par hémorrhagie deux heures et demie après l'opération.

OBSERVATION XIX

Deuxième cas de Billroth, Vienne. Juin 1877. — Rate leucémique (Péan. Tumeur de l'abd. p. 1070). — Splénotomie. Mort.
La maladie remonte à quatre ans, et atteint une femme de 31 ans.
L'incision est faite sur la ligne médiane. Dix ligatures sont posées sur le pédicule. La mort survient une heure après par hémorrhagie. La tumeur pesait 5.280 gr.

OBSERVATION XX

Cas de Geissel. Janvier 1878. (Deuschen med. Wochenschr. Berlin. Janvier 1878. — Splénotomie. — Mort.
Rate leucémique chez une femme de 30 ans, malade depuis près d'une année. L'incision fut faite sur la ligne médiane. Elle avait 26 centim. de long. Il n'existait aucune adhérence. La tumeur pesait 4500 gr.

OBSERVATION XXI

*Cas de Martin. — Rate déplacée et hypertrophiée. Extirpation. —
Guérison. (British Med. Journal. Fév. 1868). Résumée.*

Pauline B..., petite de taille, atteinte dès son jeune âge de sco-
liose rachitique. Réglée à 11 ans. — Arrêt momentané des règles
à la suite d'un bain.

A 21 ans, courte attaque de rhumatisme articulaire. A partir
de cette époque, battements de cœur.

Deux grossesses, l'une en 1871, l'autre en 1875. Accouchements
faits, l'un aux forceps, le second sans difficultés.

Environ un an après, vives douleurs du côté gauche du ventre
et premiers symptômes d'une endocardite mitrale. A cette époque
fut porté le diagnostic de déplacement de la rate.

Traitée sans succès par les divers agents médicaux, la malade
constate une agravation de son état.

Rapport normal des globules rouges et des globules blancs.

A la percussion, on constate l'absence de sa situation normale
de la rate qui, tantôt revient à sa place ordinaire, tantôt est impossible à découvrir, et enfin vient se placer dans le détroit supérieur du bassin. Par le vagin, on peut l'atteindre facilement.

Douleurs vives, disparaissant lorsque la rate reprend sa place
normale.

Opération le 13 mai 1877. Rigoureuse observance des panse-
ments antiseptiques.

La rate est amenée sur la ligne médiane sous la paroi abdominale et maintenue solidement. Incision de 10 centimètres au-dessus de l'ombilic.

Recherche avec la main introduite dans l'abdomen de la rate
qui a échappé aux aides pendant la section des parois abdominales.

Hile complètement libre d'adhérences sur une étendue de 6 centimètres. — A son niveau s'insèrent trois groupes de vaisseaux distincts les uns des autres, faciles à voir au-dessous des replis péritonéaux transparents. Le groupe vasculaire supérieur ne contient qu'une artère qui est mise à nu et liée. Les deux groupes suivants sont liés l'un après l'autre, sans autre accident qu'un épanchement assez considérable qui s'étend entre les replis péritonéaux jusqu'à la rate elle-même, et fuse même en bas jusque dans la cavité abdominale.

Pour prévenir toute hémorrhagie, autour des trois ligatures précédentes en est placée une quatrième, puis la rate est enlevée sans hémorrhagie ni perte de sang sérieuse.

La plaie est lavée, la paroi abdominale recousue. — Pansement antiseptique.

Durée de l'opération : 28 minutes. — Ligatures faites avec le fil de soie tressé et apprêté.

Le quatrième jour, réunion par première intention de la plaie abdominale. Le neuvième le malade se lève. — Rétablissement des règles. Les digestions redeviennent bonnes. Les signes de l'affection cardiaque s'amendent. — Pas de modifications du sang.

Trois semaines après l'opération la malade vaque à ses travaux domestiques.

OBSERVATION XXII

Premier cas de Czerny, de Heidelberg. In Wiener med. Wochenschrift n° 13 et suivants. 1879. — Rate hypertrophiée. — Guérison. — Résumée. — Empruntée à M. Péan. — Tum. de l'abd. p. 1074.

Femme Betty S..., 24 ans, d'une bonne santé antérieure. Un enfant en 1873, deux autres en 1874. N'a jamais habité de pays à malaria.

Trois mois après le dernier accouchement, métrorrhagies, vertiges, insomnies, maux de tête. Le 5 mars 1878, le chirurgien constate la présence d'une tumeur dans l'hypochondre gauche et exerce une compression à l'aide d'une bande en caoutchouc. — Digestions troublées, règles irrégulières; la tumeur augmente de volume et s'abaisse. La malade se décide à se laisser opérer, le 23 juin 1878.

Tumeur dans le côté gauche, s'étendant du bord des dernières côtes à la symphyse et mesurant 11 centimètres transversalement. Région de la rate mate, foie hypertrophié; région de l'ovaire douloureuse; poumon et cœur normaux. — Aucune modification du sang.

Opération le 1er juillet 1878. Incision du ventre sur la ligne médiane. — La rate se présente au niveau de l'incision et est facilement énuclée. Les artères du pédicule sont liées successivement à la soie phéniquée et le pédicule replongé dans le ventre. — Pulvérisation phéniquée pendant toute la durée de l'opération.

La tumeur avait les dimensions suivantes: 23 cent. en longueur; 12 cent. en largeur; 6 cent. en épaisseur. D'après Arnold il s'agissait d'une hypertrophie simple de l'organe.

Suites de l'opération bénignes. — Le 3 juillet, la réunion est complète et l'on peut enlever les fils. A cette date l'examen du sang donne la proportion de 1 à 300 ou 400 entre les globules blancs et rouges. Le poids de la malade qui était de 80 livres avant l'opération, atteint ensuite 86 livres, puis 96 livres. Le 2 avril 1877, l'état de santé reste satisfaisant à part quelques troubles de la digestion. Par millimètre cube de sang on trouve 3,016,000 globules rouges, 8,900 blancs.

OBSERVATION XXIII

Cas de Baker Brown.
Mort d'hémorrhagie pendant l'opération.

OBSERVATION XXIV

Cas de Volney Dorsay.
Hypertrophie par fièvre intermittente. — Mort,

OBSERVATION XXV

Cas d'Arnison. — Homme de 37 ans. — Hypertrophie de la rate. — Ascite. — Cachexie.

Incision médiane au-dessus et au-dessous de l'ombilic. Grandes difficultés pour arrêter le sang. — Précautions antiseptiques. — Mort de shock six heures après. — Pas d'autopsie.

OBSERVATION XXVI

Deuxième cas de Czerny. — Hypertrophie splénique. — Leucémie. — Splénotomie. — Mort. — Wien. Med. Wochenschr. 1879, n° 14.

Marie W..., 24 ans, bien portante jusqu'à 18 ans, fut prise à cette époque de fièvres intermittentes à type quotidien, qui guérirent d'ailleurs rapidement. Devenue enceinte en avril 1877, elle accoucha à Heidelberg au huitième mois ; pendant sa gestation, amaigrissement rapide, perte des forces et apparition d'un œdème des pieds.

A son entrée à la clinique (23 nov. 1877), elle est en assez bon état ; la peau est flasque ; on sent le choc du cœur dans le quatrième espace intercostal ; du reste, cœur et poumon normaux. Le foie, hypertrophié, s'étend du bord supérieur de la cinquième côte à quatre travers de doigt au-dessous du rebord des fausses côtes. Il est douloureux à la pression. La rate est énorme ; elle a 32 centimètres de long sur 19 centimètres de large. Traitement : ferrocitrate de quinine et acide salicylique.

Le 12 décembre la rate n'avait plus que 28 centimètres de long sur 13 de large. — Sueurs profuses. — En février 1878, perisplénite aiguë caractérisée par des frottements et de la douleur. — Au commencement de juin, épistaxis violentes et répétés. Le 26 mai la rate avait 39 centimètres de long sur 22 centimètres de large.

Le 26, la malade, qui s'affaiblit de plus en plus, passe en chirurgie. Comprenant toute la gravité de son état, elle se résigne volontiers à courir la suprême chance d'une opération. Pouls à 120. Température du soir: 38°. — 38°,5. Température du matin: 37°.

L'haleine est fétide, la muqueuse buccale est lâche, légèrement saignante ; l'appétit est faible. Le foie déborde les côtes de 10 centimètre. Le 19 février il y a 1 globule blanc pour 5 rouges ; le 5 mars, 1 blanc pour 3 rouges ; le 25 juin et le 3 août, 1 blanc pour 4 rouges. Le 19 février on trouve par millimètre cube 1.246.000 globules rouges et 249.200 globules blancs.— Le 4 août 1.424.000 globules rouges et 356.000 blancs. — Globules rouges normaux ; globulins abondants. Les globules blancs sont gros et offrent de 2 à 4 noyaux.

Opération le 5 août. Antisepsie rigoureuse. Incision médiane de 20 centimètres. On est obligé de lier 8 vaisseaux dans la paroi. La tumeur apparaît alors. Une bride constituée par une adhérence assez étendue qui réunit le foie et la rate, est sectionnée entre deux ligatures. La convexité de la tumeur splénique est en grande partie unie à la paroi abdominale et au diaphragme par des adhérences qui saignent sitôt qu'on essaie de les déchirer. Ligature des vaisseaux du hile et extirpation de la tumeur. 14 ligatures. Toilette du péritoine. Réunion de la paroi par 11 sutures profondes et 15 superficielles. — Pansement de Lister. Durée de l'opération : 2 heures 10 minutes.

Température après l'opération: 36°,7 ; pouls: 132 ; respiration: 18. — Au réveil la malade crie, se débat des pieds et des mains. Une injection de morphine de 0,01 cent. la rendort, mais au bout de 10 minutes elle s'éveille et crie de nouveau. Champagne, injection de morphine. — A 1 heure, respiration : 52 ; pouls à 132, et très affaibli ; visage couvert de sueurs. — A 1 heure 20 minutes, pouls imperceptible, extrémités froides. — A 2 heures, cyanose du visage. Mort à 2 heures 30.

Dimensions de la rate extirpée : longueur 34 cent., 3 ; largeur : 19 cent. ; épaisseur 9 cent. Poids (vide de sang) : 3 kil.886 gr.

A l'autopsie, organes pâles vides de sang ; infiltration sanguine du péritoine au voisinage de la paroi et vers le petit épiploon. Infiltration partielle du grand épiploon. La face inférieure du diaphragme est recouverte d'adhérences nombreuses infiltrées de sang.

En injectant de l'eau dans l'aorte et la veine porte on trouve les gros vaisseaux bien oblitérés par les ligatures; mais à la surface des adhérences sectionnées ou déchirées l'eau suinta abondamment.

OBSERVATION XXVII

Cas de Fernando Franzolini. — Hypertrophie de la rate. — Leucocythémie. — Splénotomie. — Guérison. — Wiener. Med. Wochenschrift n° 20, 1883. — Medical Times. Juin 1383. page 645.

Jeune femme de 22 ans, employée dans une manufacture à Paderno. — Santé délicate depuis son enfance Depuis l'âge de seize ans, menstruation irrégulière, symptômes hystériformes. Pas d'antécédents d'impaludisme. — N'a jamais vécu dans un pays à malaria. Dans les premiers jours de 1879, a commencé à souffrir du côté gauche de l'abdomen. En juillet 1880, on constate la présence d'une tumeur splénique volumineuse et, en janvier 1881, un accroissement du nombre des globules blancs. Muqueuses et téguments décolorés ; pas d'œdèmes; pas d'hypertrophie ganglionnaire. Tumeur au côté gauche de l'abdomen élastique, dont les limites sont difficiles à déterminer. Matité s'étendant de 24 centimètres dans le sens vertical, à 27 centimètres dans le sens transversal. Leucocytes cinq fois plus abondants qu'à l'état normal. — Pas d'albumine dans les urines.

Incision de 22 centimètres le long de la ligne blanche. Les anses intestinales et le grand épiploon sont maintenus au moyen de compresses humides chaudes. — Pédicule court. Une double ligature à la soie est placée sur l'artère splénique, de la taille de l'indicateur, et sur la veine, du volume du pouce. Section du ligament gastro-splénique entre deux ligatures, et du ligament diaphragmatiqne. — Perte d'environ une cuillerée de sang.—Durée de l'opération : 80 minutes. La rate mesurait 26 centimètres de long; 16,5 de large ; 7 d'épaisseur, et pesait, après issue de 300 gr. de sang, 1526 gr. — En dépit d'une pleurésie du côté gauche, avec douleur intense et flèvre, guérison complète ; diminution du nombre des globules blancs. L'examen du sang fait en janvier 1882 montre que les rapports entre les leucocytes et les hématies est normal.

OBSERVATION XXVIII

Cas de Warrington Havard. — Hypertrophie de la rate. — Splénotomie. — Mort. (Clin. Soc. Transactions, XV, p. 172, 1882).

La malade est une femme de 49 ans, ayant joui jusqu'alors d'une excellente santé. Pas de maladie antérieure, à l'exception d'une fièvre typhoïde contractée en Espagne dix ans auparavant. Depuis dix-huit mois, douleurs du côté gauche de l'hypogastre. — Amaigrissement rapide.

Dans les derniers temps, la malade s'aperçoit de la présence d'une tumeur dont le volume s'accroît progressivement. — Le 7 juillet 1881, on constate que toute la moitié gauche de l'abdomen est occupée par une tumeur fixe, bien que légèrement mobile sous le doigt, et dépassant la ligne médiane de trois pouces environ. — Insensible à la pression, la tumeur n'incommode guère la malade que par son poids. — Le nombre des globules blancs est de beaucoup supérieur à la normale.

Le 13 juillet, incision sur la ligne médiane. — Antisepsie rigoureuse. — Pas d'adhérence.

Légère hémorrhagie au moment de la section.

A peine la plaie abdominale est-elle refermée que la malade tombe dans un collapsus profond, dont elle ne se relève pour ainsi dire pas.

Mort après sept heures, au milieu de vomissements continuels.

La rate pesait environ 3 kilogrammes. -- Ganglions normaux. — Pas de sang dans le péritoine.

OBSERVATION XXIX

Cas de Crédé. — Kyste de la rate. — Splénotomie. — Guérison. — (Deutsche méd. Zeitung, n° 44).

Le malade est un homme de 44 ans. A la suite d'un traumatisme dans la région de la rate, il éprouve de vives douleurs qui durent cinq jours consécutifs. — Un an avant l'opération (25 septembre 1881) il remarque, du côté gauche de l'abdomen, une tumeur du volume du poing, sensible seulement à une forte pression et qui grossit rapidement.

En examinant le malade, on trouve en effet une tumeur du volume d'une tête de fœtus, fluctuante, mobile, fixe à sa partie supérieure. Le chirurgien hésitant entre une hydronéphrose et un kyste de la rate, se décide à pratiquer une incision au niveau du muscle droit de l'abdomen gauche, depuis les côtes jusqu'à la crête iliaque, et tombe sur une tumeur à parois minces, contenant environ 1350 grammes d'un liquide jaune, limpide, et contenant de nombreux cristaux de cholestérine, qu'il évacue par la ponction.

Une légère traction permet d'attirer au dehors la tumeur qui occupe toute la moitié inférieure de la rate. M. Crédé procède alors à l'extirpation de cet organe, après avoir lié toutes les artères du pédicule qui d'ailleurs est très-court. — Perte de sang presque nulle. — Poids de la rate enlevée : 1720 grammes. — Pas de drainage. — Guérison en 14 jours sans réaction inflammatoire.

Toutefois il est à noter que, malgré ce résultat opératoire satistisfaisant, le malade ne tarda pas à tomber dans une anémie profonde, avec gonflement visible de la thyroïde qui dura environ quatre mois, mais diminua à mesure que l'état du malade s'améliorait, jusqu'à disparaître complètement.

Dès le huitième jour qui suivit l'opération, on constata une augmentation du nombre des globules blancs. Au bout de deux mois, tout rentra dans l'ordre normal.

Pas de gonflement des ganglions lymphatiques.

Dix mois après l'extirpation de sa rate le malade jouissait encore d'une bonne santé.

OBSERVATION XXX

Cas de Chiarleoni. — Hypertrophie de la rate. — Splénotomie. — Mort. (Gaz. Méd. Lombard. Avril 1881. — Medical Times. avril 1881, p. 469).

Femme atteinte de cachexie paludéenne ; rate hypertrophiée. Splénotomie à la Casa di Salute (Milan), le 26 mars 1881. Opération laborieuse, à cause des adhérences fortes et nombreuses existant entre le bord interne du foie, la rate et le diaphragme. Grandes difficultés pour pratiquer les ligatures. Une hémorrhagie en nappe très abondante, joint à un épuisement nerveux profond amènent en quelques heures la mort de la malade.

OBSERVATION XXXI

Cas de M. Terrier. — Hypertrophie de sa rate. — Leucocytémie légère. — Splénotomie. — Mort. — Bull. de la Soc. de Chirurg. T. X. 1884, p. 508. Résumée.

Madame Renault, 43 ans, couturière. N'a jamais été soumise à l'influence du miasme paludique et n'a jamais eu de fièvres intermittentes. Mariée à 29 ans, madame R.., a eu deux accouchements normaux, pas de fausses couches.

Dernières règles datant du mois d'avril 1881.

Depuis trois ans perte graduelle de l'appétit et des forces. Amaigrissement ; maux de tête, palpitations, insomnies. Anémie profonde.

En même temps, tension pénible dans la moitié gauche du ventre, déterminant même de la douleur dans certains mouvements.

Jamais d'épitaxis ni d'hémorrhagie d'aucune sorte. Toutefois, depuis cinq ou six ans, ecchymoses spontanée sous la conjonctive bulbaire, apparaissant assez souvent, tantôt d'un côté, tantôt de l'autre, sans aucune relation avec l'apparition habituelle des règles.

Examen le 18 décembre 1880. A la palpitation de l'abdomen, on constate qu'il existe une tumeur, dure, régulière, ayant la forme de la rate, située sous l'hypochondre gauche qu'elle remplit totalement, et descendant jusque dans l'excavation pelvienne, si bien que le toucher vaginal permet de la retrouver dans le cul-de-sac latéral gauche.

En avant, bord tranchant facile à saisir avec les doigts, correspondant à la ligne blanche qu'il déborde à droite, vers la région ombilicale, de 2 centimètres environ.

Matité complète dans toute l'étendue de la tumeur. — Respiration normale, ni toux, ni oppression. — Battements cardiaques normaux.

Miction régulière. Urines ne contenant ni sucre ni albumine.

(Sulfate de quinine pendant trois semaines, sans résultat).

Examen du sang : globules rouges 5.428.000 : 1 globule blanc pour 275 rouges.

Traitement antisyphilitique pendant vingt jours, sans résultats.

En décembre 1880, sur les conseils de M. Verneuil, régime tonique et douches froides, jusqu'au 9 février 1881, époque à laquelle la malade quitte le service.

Etat général amélioré; appétit meilleur. Toutefois, aucune modification du côté de la rate, qui semble avoir augmenté de volume.

Pendant son séjour à l'hôpital, nouvel examen par M. le Dr Nepveu, dont les conclusions sont :

1º Pas de pigmentation anormale ou d'éléments spéciaux qui puissent faire songer au paludisme.

2º Très légère leucocythose qui éloigne toute idée de leucémie.

Le 16 nov. 1881, Mme R.., entre pour la seconde fois à la Salpétrière. — Appétit presque nul ; forces très diminuées ; amaigrissement notable. — Pas d'œdème des extrémités inférieures.

A son entrée, la malade présente à l'œil gauche une ecchymose conjonctivale qui date de quelques jours déjà. Abdomen un peu augmenté de volume. La circonférence au niveau de l'ombilic est de 98 centimètres. — Tumeur remplissant tout l'hypochondre, le flanc et la fosse iliaque gauches, et occupant en outre la moitié gauche des régions épigastrique, ombilicale et hypogastrique ; de plus, elle empiète de 6 centimètres à droite au niveau de l'ombilic et de l'hypogastre. En résumé, notable augmentation de volume de la tumeur depuis la sortie de la malade.

Examen du sang fait par M. Malassez.

> 3.485.000 globules rouges
> 13.750 globules blancs,
> Soit 1 globule blanc sur 253 rouges.
> Hémoglobine par millim. cubes 96 μ. grammes.
> Hémoglobine par globule   27,5 $\mu\mu$. grammes.

En résumé, diminution du nombre des globules rouges, et proportion des globules blancs aux globules rouges passée de 1/275 à 1/253.

Rien du côté du cœur, des poumons, du foie. Rien du côté des urines. — Température oscillant entre 36º,4 et 36•,5.

Opération faite le 13 décembre 1881, avec l'aide de M. Perrier. Just Championnière, Berger. Assistaient : M. le professeur Verneuil, et MM. les docteurs Charles Monod, O. Terrillon, Nicaise, Coignard, Zancarol.

Incision sur la ligne médiane, du milieu de l'espace qui sépare l'appendice xyphoïde de l'ombilic, au milieu de l'espace qui sépare l'ombilic du pubis.

Quelques petits vaisseaux qui donnent du sang lors de l'incision abdominale sont saisis à l'aide de pinces hémostatiques.

Ouverture du péritoine sur la sonde cannelée ; découverte de la tumeur splénique, tendue, luisante, régulière, d'une coloration gris-fer.

Quelques adhérences seulement, en haut et en arrière dans l'hypochondre gauche.

Le hile de la rate apparaît alors, en renversant la tumeur à-gauche. Une veine du volume d'une plume d'oie et deux petites artères sont saisies entre deux ligatures. Pas de perte de sang. Une deuxième division vasculaire située à deux centimètres au-dessus de la précédente est traitée de la même manière.

Un débridement permet de faire sortir de l'abdomen la partie inférieure de la tumeur et d'atteindre le véritable pédicule. On voit nettement en ce point la veine splénique, du volume du pouce, et l'artère splénique, aussi grosse que la crurale, et battant fortement sous le doigt. Ces deux vaisseaux sont liés et section-nés sans perte de sang appréciable.

Quelques adhérences cellulaires postérieures sont détruites avec le doigt. Des adhérences épiploïques contenant des vaisseaux sont sectionnées entre deux pinces en T et liées avec soin.

Excision de la rate hypertrophiée, qui pèse 6 kilogr.

Toilette minutieuse de la cavité péritonéale qui d'ailleurs ren-ferme très peu de sang épanché.

Toutes les ligatures appliquées sur les vaisseaux ayant été lais-sées longues, afin de pouvoir être retrouvées plus facilement, les longs fils en sont sectionnés après que l'on s'est assuré de leur solidité. Nouvelle ligature en un point où les premières liga-tures semblent douteuses (soie phéniquée).

Suture de la paroi abdominale à l'aide de douze fils d'argent. Toutes les piqures faites pour passer les fils saignent beaucoup.

Pansement de Lister ; compression méthodique du ventre avec de la ouate et une bande de flanelle.

Opération faite sous le spray, ayant duré une heure un quart.

La malade se réveille facilement et ne souffre pas.

A 2 h. T, 36º.6. P. 90.

A 5 h. T. 36º.8 P. 92. R. 24.

Légère hémorrhagie par la plaie abdominale. — Coliques ; dou leurs dans l'épaule gauche ; oppression.

A 6 h. Affaiblissement considérable, pouls filiforme, fréquent ; extrémités froides. Injection sous cutanée d'éther, sans résultat.

A 2 heures du matin, respiration difficile ; deuxième injection d'éther.

Mort à 4 heures du matin, après une agonie d'une heure environ.

Autopsie le 15 décembre 1881.—Nombreuses ecchymoses sous-péritonéales. Pas d'épanchement sánguin intra-abdominal au niveau de la plaie.

Intestins congestionnnés.— Plaques ecchymotiques sous-séreuses. — Pas de péritonite. — Environ un litre de sérosité sanguinolente dans l'excavation pelvienne, la fosse illiaque et l'hypochondre gauche. — Vaste épanchement sanguin dans l'arrière cavité des épiploons.

Foie gras, non hypertrophié. — Poumons et cœur sains. — Utérus normal. — Reins anémiés ; la capsule se détache difficilement, ce qui indique un peu de néphrite interstitielle au début.

OBSERVATION XXXII.

Troisième cas de Billroth. — Hypertrophie de la rate. — Absence de leucocythémie. — Splénotomie. — Guérison. — (Lancet. juin 1884).

Femme de 43 ans. — Tumeur dans le côté gauche depuis sept ans. Accroissement rapide dans les deux dernières années, avec production de vives douleurs. Circonférence abdominale mesurant soixante et onze centimètres. Dimension de la tumeur : vingt-cinq centimètres dans le sens vertical, seize centimètres dans le sens transversal.

Pas de leucémie. — Opération le 20 mars 1884. — A l'ouverture de l'abdomen, on trouve la tumeur libre de toute adhérence si ce n'est au niveau du hile. — Les unes sont détachées, les autres comprises dans une ligature. L'artère et la veine splénique sont liées séparément et sectionnées. — Une partie du pancréas qui adhérait à la tumeur est enlevée avec celle-ci.

A la suite de l'opération, état général satisfaisant. — Légère tendance au vomissement. — Le huitième jour, les sutures sont enlevées. — Trois semaines plus tard, on note une légère augmentation du nombre des globules blancs, mais aucune hypertrophie de la thyroïde ni des ganglions lymphatiques. — Guérison.

OBSERVATION XXXIII.

Cas de Knowsley Thornton. — Hypertrophie kystique de la rate. — Splénotomie. — Guérison. — Lancet. Avril 1884. p. 769).

Jeune fille de 18 ans. — Tumeur datant de 2 ans et ayant dans les derniers temps acquis une volume considérable. Douleurs intenses. Opération à Samaritan Hospital le 22 avril 1884. — Incision abdominale sur la ligne médiane. — Kyste multiloculaire creusé dans la partie inférieure de la rate. — Pendant la ligature du pédicule, état syncopal grave qui prit fin avec l'ablation de la tumeur.

Guérison.

OBSERVATION XXXIV

Troisième cas de Kœberlé. — Hypertrophie de la rate à la suite de fièvres intermittentes. — Extirpation. — Mort. — (Med. Times. Août 1884, p. 158. Revue de Thérap. méd. chirurg. août 1884).

Femme de 46 ans. Rate hypertrophiée à la suite de fièvres intermittentes. — Rate mesurant 40 centimètre de long. — Accroissement rapide en moins d'un an et demi. Epanchement pleural, péricardique et péritonéal. — OEdème des extrémités inférieures. Malade émaciée et cachectique. Température élevée, de 39° à 40°. La malade insistant pour être opérée, M. Kœberlé pratique la splénotomie. — Adhérences au diaphragme. Trois ligatures perdues sont placées sur les vaisseaux spléniques. A la suite de la constriction de ces vaisseaux, hémorrhagie très abondante par les vaisseaux de l'incision cutanée, d'ailleurs assez facilement arrêtée. Perte d'une grande quantité de sang très plastique et riche en fibrine coagulable. — Malgré cette hémorrhagie, la malade reprit ses sens et fut pendant quelques instants dans un état satisfaisant. Mais environ une heure après, elle fut prise de convulsions et mourut. Durée de l'opération, plus de trois heures.

OBSERVATION XXXV.

Cas d'Albert. — *Extirpation de la rate* (*Sem. méd.*, mars 1885, p. 90).

Il s'agit d'une femme âgée de trente-cinq ans reçue à l'hôpital dans un extrême degré d'anémie et presque sans pouls. Les parents de la malade attribuaient cette anémie à une menstruation abondante et à un vomissement incoercible de sang. Dans l'abdomen on constata la présence d'une tumeur qui s'imposait comme une rate ; malgré cela on trouvait à gauche une matité correspondant à celle de la rate. C'était une rate descendue de sa place normale, car la malade disait qu'elle avait senti depuis longtemps à gauche une tumeur mobile, qu'elle sentait tomber en dansant.

Sur ces entrefaites, la malade eut une péritonite dont elle se rétablit. C'est alors qu'on procéda à l'extirpation de la tumeur. Après l'incision des parois abdominales, la tumeur se présenta comme une rate hypertrophiée, avec de nombreuses adhérences et un pédicule tordu ; la veine splénique était entortillée en forme de tire-bouchon.

On agrandit la première incision par une autre incision perpen-

diculaire, dirigée de l'ombilic à la symphyse ; on détacha les adhérences, on enleva la tumeur et on remplit le cul-de-sac vésico-uté-
rin de gaze phéniquée. — Pas de trace de péritonite. Etat satisfaisant, malgré une congestion hypostatique des poumons.

OBSERVATION XXXVI.

*Cas de M. Blum. — Leucémie. — Splénotomie. — Mort (Arch. gén.
de méd. Janv. 1886, p. 98). — Résumée.*

Enfant de 12 ans. Affection ayant débuté en octobre 1884 et s'é-
tant manifestée par une augmentation graduelle du volume du
ventre. — Pas d'œdème des extrémités inférieures. — Ponction
exploratrice en décembre 1884 sans aucune amélioration. — Pas
d'hémophilie. Pas d'impaludisme, et traitement médical. — Ab-
men globuleux ; réseau veineux assez accentué surtout autour
de l'ombillc, au niveau de la tumeur qui est renitente, à surface
lisse, et occupe l'hypochondre et le flanc gauches. — Un peu d'ascite au-dessus du pubis. Rate énorme laissant libre la moitié
droite seule de l'abdomen. — L'examen du sang montre qu'il
existe un globule blanc pour cinq globules rouges. Epistaxis légères ; perte de poids de deux kilogrammes en deux semaines ;
érythème à petits points purpuriques, d'ailleurs fugace au cou, à
la nuque et au front.

Opération le 25 août 1885 dans un pavillon spécial occupé par le
malade seul depuis son entrée.

Incision sur la ligne médiane de huit centimètres au-dessus et
au-dessous de l'ombilic. Le péritoine soulevé sur une sonde cannelée est incisé avec les ciseaux. La main gauche glissée entre la
paroi abdominale et la rate l'énuclée à demi. On constate ainsi la
présence de quelques adhérences peu importantes. — A la face
supéro-externe, adhérences péritoréales bien plus dangereuses
entre le péritoine diaphragmatique et le repli gastro splénique,
longues, lâches, en nappe, très vasculaires. — Un serre-nœud les
étreint, mais elles se rompent aux premiers tours. — La rate est

alors complètement énuclée. Pendant le glissement de la tumeur, rupture d'un vaisseau du hile ; hémorrhagie abondante d'ailleurs rapidement enrayée. — Trois ligatures le long du hile avec un fort cordonnet de soie. Le pédicule divisé en trois faisceaux est rentré dans l'abdomen.

Toilette du péritoine difficile par suite d'hémorrhagie par les adhérences. — Suture de la paroi abdominale. Durée de l'opération : 45 minutes. — Chloroformisation bien supportée, mais face pâle et blafarde rappelant celle d'un sujet qui a subi une grande hémorrhagie. Douleurs vagues autour de l'ombilic. Cinq heures après l'opération, vertiges, bourdonnements d'oreilles, pouls rapide, filiforme. Une demi heure après, mort en quelques minutes.

A l'autopsie, on constate 300 gr. environ de caillots dans l'hypochondre gauche, sous le diaphragme. Épanchement séro-sanguinolent s'étendant jusque dans le petit bassin. — La partie gauche du diaphragme montre de nombreuses adhérences imbibées de sang, entremêlées de caillots, paraissant avoir été la source de l'hémorrhagie. Ces adhérences en forme de cordages, de feuillets, sont très vasculaires. Foie gros, pesant 1950 gr. — Rien du côté des autres organes.

Poids de la rate enlevée : 3 kilgr. 750 gr.

Sang contenu dans la rate : 800 gr. environ.

OBSERVATION XXXVII

Cas de M. Le Bec. — Hypertrophie de la rate. — Splénotomie. — Mort. (Annales Med. Chirurg. de Martineau, 1885). Résumée.

Simon P..., 19 ans, entré à l'hôpital pour y être traité d'un hydrocèle et d'une tumeur de la rate ayant débuté quatre ans auparavant. Elle s'étend jusque dans la fosse iliaque, est peu sensible, de forme ovale, assez régulière, vaguement mobile. — Pas d'ascite. Urine normales. — Pas d'impaludisme. — Diminution du nombre des globules rouges et augmentation des blancs. Quelques hématémèses.

Opération le 17 août 1885. Incision sur la ligne blanche, commençant à quatre travers de doigt du pubis et montant à cinq au-dessus de l'ombilic. — Incision du péritoine permettant d'apercevoir une rate congestionnée, assez adhérente à sa face dorsale, très volumineuse et fixe. L'intestin étant maintenu avec des éponges et l'épiploon non adhérent rejeté à droite, la rate est amenée en haut et renversée à gauche. Ligature d'une première grosse veine splénique. Au moment de la ligature du pédicule, hémorrhagie considérable qui ne peut être arrêtée que lorsque le pédicule est lié. Les adhérences ne sont que celluleuses et leur rupture n'a intéressé que des vaisseaux de peu d'importance. Toilette du péritoine et suture de la plaie abdominale.

Durée de l'opération, une heure et demie.

L'examen de la tumeur montre qu'il s'agit d'une hypertrophie avec sclérose.

Pendant trois jours, état satisfaisant. L'abdomen n'est pas ballonné et n'est sensible que dans la région de l'hypochondre gauche. Pas d'épanchement appréciable. Le quatrième jour, délire ; la peau et les conjonctives ont une teinte ictérique prononcée. Les urines sont chargées de bile. — Pas de péritonite. Mort le sixième jour, après avoir présenté des vomissements de sang.

Autopsie : corps jaune citron. Teinte ecchymotique du péritoine pariétal. Pas de trace de péritonite. L'intestin rose, souple, a par endroits une teinte vineuse. Il contient un liquide rouge sanguinolent. Toutes les sutures sont en place : l'artère splénique contient un caillot noir et déjà un peu résistant. Cirrhose atrophique du foie très avancée.

Laval. — Imp. et Stér. E. JAMIN, rue de la Paix, 41.

A LA LIBRAIRIE OLLIER-HENRY

13, Rue de l'École-de-Médecine, à Paris

Boudet de Paris. — Notice sur un nouveau stethoscope. Broch. in-12, 1878 . . . . 0 75

Boudet de Paris. — Téléphone et microphone. 1 vol. in-8 de 170 pages. 1880 . . . . 5 »

Bartoszerwiez. — Traitement des affections cutanées. In-8, 180 pages 3 50

Biche. — De l'atrophie testiculaire consécutive aux oreillons, de ses conséquences et de son traitement, in-8 de 64 pages, 1884 . . . . 1 50

Barreau. — De l'ectopie enguinale du testicule, son traitement. Thèse in-8, 1884 . . . . 1 50

Boyer. — De la suture du Pelletier avec le fil de Catgutet, de son usage dans le traitement des plaies opératoires, in-8, 1884 . . . . . . 1 50

Baratier. — De la vaginité et de son traitement par des applications locales de copahu, in-8 de 84 pages, 1884 . . . . 2 50

A. Chassagne. — Aide-mémoire du médecin auxiliaire de l'armée, broché, in-18, 140 pages, 1884 . . . . 1 50

Cadiat. — Cours d'histologie professé à la Faculté de médecine de Paris en 1878, 1 vol. in-4 avec nombreuses figures intercalées dans le texte et 25 planches coloriées . . . . 10 »

Chauzaix. — Du Jequirity, son emploi en ophtalmologie, 124 pages, 1883 . . . . 2 »

Contancin. — Etude sur la dilatation du cœur droit consécutive à la pneumonie, 1884 . . . . 1 »

Gabriel. — Du réveil du délire alcoolique chez les buveurs, in-8 de 57 pages, 1884 . . . . 2 »

Godin et Barberet. — Notes de thérapeutique, 1 vol. in-12 de 188 pages, 1883 . . . . 3 »

Guide pratique de l'étudiant en médecine et en pharmacie, 1 vol. in-12 de 302 pages, 1884 . . . . 2 »

Lignac. — Principales substances chimiques employées en médecine, 2 vol. in-12, 1882 . . . . 3 »

Lignac. — Dicotylédones, caractères des principales familles et plantes étudiées en médecine, deuxième édition, 1 vol. in-12, 1884. 2 »

Lignac. — Monocotylédones et acotylédones, deuxième édit., 1884. 2 »

Picqué. — De l'intervention chirurgicale dans le cancer de l'utérus, 1 vol. in-8, 1880 . . . . 5 »

Vassitch. — Étude sur la chorée des adultes, in-8, 1883 . . . . 2 »

Laval. — Imp. et stér. E. Jamin, rue de la Paix.

9 782019 476045